Psychiatrie et soins infirmiers

adolescents, adultes

ÉTUDIANTS
IFSI

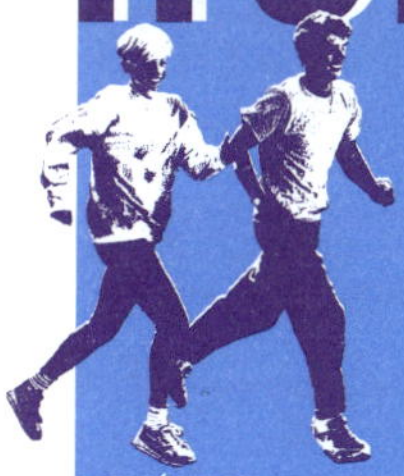

DIRIGÉE PAR
Nicole Loraux

Psychiatrie et soins infirmiers

adolescents, adultes

Anne-Marie Garnier
Marinette Mitriot
Catherine Vaslin

module n°5

Éditions Lamarre
26, avenue de l'Europe
78140 Vélizy

Auteurs, Enscignants à l'IFSI Théodore-Simon
Hôpital Maison-Blanche

Anne-Marie Garnier

Marinette Mitriot

Catherine Vaslin

Jacques Bardisa

Marianne Belmer

Françoise Bonneau

Valérie-Anne Queuille

Colette Rebouché

Christiane Sicot

Évelyne Tabarani

ISBN 2-85030-428-X

table des matières

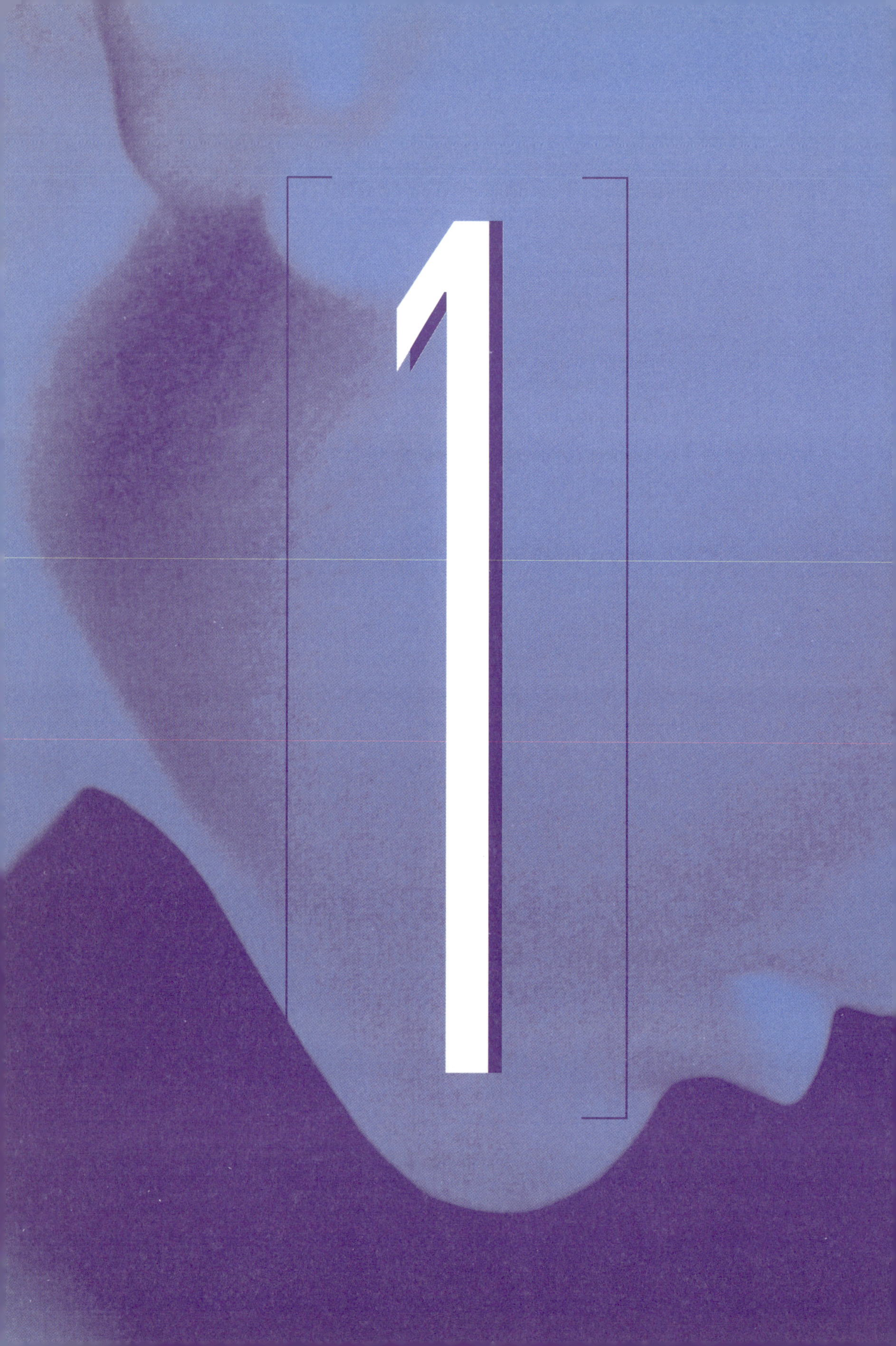

1

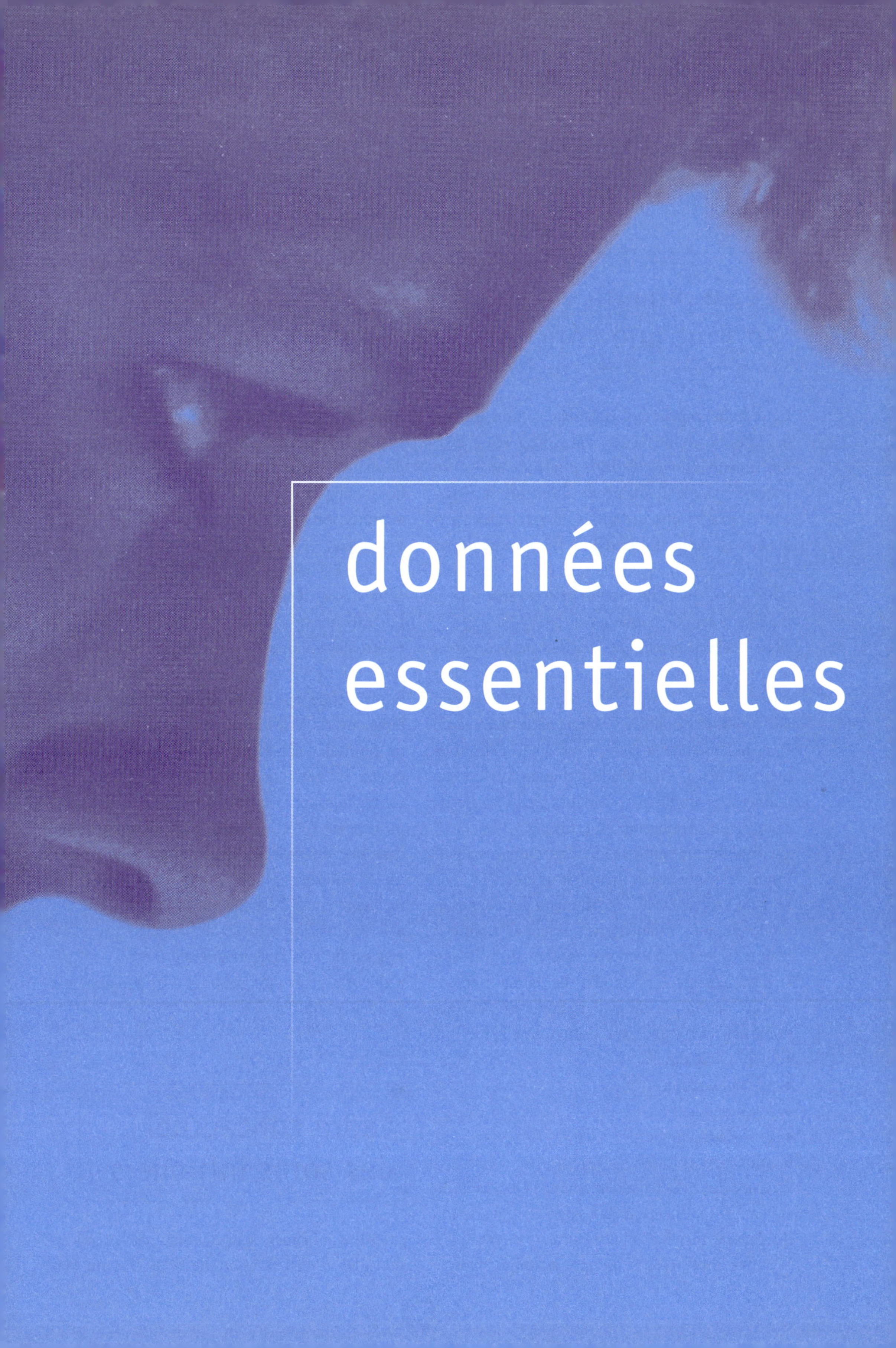

données essentielles

1 philosophie des soins infirmiers

L'être humain en tant que concept

L'être humain peut être considéré comme un système ouvert, en interaction constante avec un environnement changeant. Tout être humain est un système complexe, formé de différents sous-systèmes reliés les uns aux autres, interdépendants et ouverts ; il ne peut être réduit à la somme de ces éléments. Un changement intervenant sur n'importe quel élément du système affecte l'ensemble et modifie le fonctionnement du tout.

L'être humain cherche continuellement à conserver un équilibre dynamique entre ces différents sous-systèmes, entre lui-même et son environnement. Cet équilibre, qui libère l'énergie nécessaire à la vie et au maintien de la santé, n'est jamais définitivement acquis. Il est à rétablir chaque fois que les données se modifient pour lui, qu'il s'agisse de changements endogènes ou exogènes.

Cet équilibre ne peut être identique pour deux personnes, car tout être humain est unique.

Tout au long de sa vie, l'être humain développe des modes de comportement qui l'aident à établir et à maintenir des interactions constantes avec son environnement. Ces modes de comportement sont influencés par des facteurs et des mécanismes nombreux et complexes, d'ordre tout à la fois :

- biophysiologique ;
- psychologique ;
- psycho-affectif ;
- socio-économique ;
- spirituel et culturel.

Certains de ces facteurs demeurent à l'extérieur du système et l'influencent de l'extérieur (les attentes du groupe social d'appartenance, par exemple). D'autres sont, avec le temps, assimilés dans le niveau d'organisation des différents sous-systèmes et, de l'intérieur, influencent les buts, les choix, les orientations de l'être humain face aux situations (aptitude à la communication, capacité de comprendre et trouver des solutions à ses problèmes, par exemple).

L'être humain a besoin de trouver dans son environnement les conditions au maintien d'un comportement sain : la présence d'un réseau relationnel qui lui apporte :

- protection ;
- soutien ;
- accès à l'information et l'éducation dans un contexte significatif.

Les niveaux quantitatif et qualitatif ainsi que la nature des apports de l'environnement varient en fonction de l'étape de développement de l'être humain et de sa situation de santé. En tant que système ouvert, l'être humain recherche constamment de nouvelles expériences qui lui permettent de croître et de se transformer.

Cette philosophie repose sur une conceptualisation positive de l'être humain. À un moment donné, dans une situation définie, le mode de comportement adopté doit être considéré comme la meilleure chose à faire, compte tenu :

- de la situation actuelle ;
- des différents facteurs influençants ;
- des expériences passées pour cette personne particulière et unique.

Cadre conceptuel des soins infirmiers

Les soins infirmiers sont marqués par les conceptions, les valeurs et les croyances de chacun. Mais leur conception est toujours liée à celle de l'homme, de la santé et de la société.

L'être humain est un être unique

Il est unique dans ses différentes composantes : biologique, physiologique, sociale et culturelle. Il évolue de sa conception à la fin de sa vie dans un continuum de santé et de maladie.
Au cours de sa vie, il mobilise ses ressources physiques, mentales et socioculturelles pour se développer, se maintenir en bonne santé et tendre vers l'indépendance. Il s'adapte aux interactions de son environnement en perpétuelle transformation.

La santé et la maladie

Elles font partie du même processus de vie. Elles sous-entendent des réalités différentes, propres à chaque individu. La capacité d'adaptation de chacun ne correspond pas à une norme définie ; elle est dépendante de ses ressources physiques, mentales, économiques et sociales et de ses valeurs culturelles et sociales.
Chaque individu essaie donc de déterminer le niveau « d'adaptation » qui lui est nécessaire pour assumer ses différents rôles sociaux.
Les soins infirmiers s'occupent des aspects somatique, psychologique et social de la vie, pour autant que ceux-ci affectent la santé, la maladie et l'approche de la mort. Ils constituent une ressource parmi d'autres, pour l'individu. Leur finalité essentielle est d'aider les personnes et les groupes, familles et collectivités, à vivre au maximum de leurs capacités selon les fluctuations de leur état de santé. Ils ont pour but :

- de promouvoir l'acquisition, le maintien et la restauration de l'indépendance optimum de chaque être humain ;
- de favoriser et de soutenir son adaptation aux différents déficits de santé et à leurs conséquences ;
- de lui apporter ce qui est nécessaire sur le plan thérapeutique pour compenser ces déficits, en tenant compte des valeurs et des règles éthiques, de l'évolution médicale et technique, des contraintes économiques ;
- de réfléchir avec lui pour créer les conditions qui lui permettent d'utiliser au mieux ses capacités et ses ressources ;
- de l'accompagner dans les différents instants de sa vie.

De ce fait, les professionnels de la santé reconnaissent comme essentiel de respecter les besoins physiologiques, psychosociologiques et spirituels de l'individu, et de favoriser une continuité entre son passé, son présent et son futur.

Cadre conceptuel des soins en santé mentale

Les soins infirmiers sont fondés sur une approche multidisciplinaire de la santé mentale, et leur champ d'action s'étend sur une large gamme de problèmes mentaux, psychosociaux et neurologiques. Leur pratique s'appuie sur une nouvelle conception des valeurs fondamentales de la santé, et découle directement des principes de base déterminés par l'OMS :

- la vie mentale est ce qui donne sa valeur à l'existence d'un individu ; les actions de santé doivent en tenir compte ;
- l'application des connaissances provenant du domaine de la santé mentale peut améliorer l'ensemble des soins de santé ;
- les troubles mentaux et neurologiques peuvent être prévenus ou traités et les incapacités qui leur sont associées, évitées ou réduites.

L'infirmier[1] en santé mentale privilégie, parmi les différents cadres de référence, celui de l'interac-

1. Lire indifféremment infirmier/infirmière.

tionnisme symbolique fondé sur l'humanisme. Dans cette perspective, il prend en compte les différents facteurs sociaux, économiques, culturels et interprofessionnels spécifiques aux patients, avant de déterminer ses actions de soins. Cette orientation situe l'infirmier en tant que membre à part entière de l'équipe professionnelle en psychiatrie et fournit également des descriptions et des analyses sur la santé et la maladie mentale provenant d'un modèle de soins infirmiers.

L'infirmier s'applique à comprendre le comportement humain en s'appuyant sur les principes des modèles médicaux, psychanalytiques, « behavioristes » et psychosociologiques. Sa conception des soins infirmiers s'inspire nécessairement d'une philosophie, implicite ou explicite, et tient compte des recherches effectuées dans le domaine de la maladie mentale.

Les problèmes de santé mentale représentent l'un des quatre grands problèmes sanitaires des sociétés postindustrielles avec les maladies cardio-vasculaires, les cancers et les accidents. Une enquête de la Direction générale de la santé, en 1991, faisait état de 760 000 adultes et de 250 000 enfants suivis par les équipes psychiatriques du secteur public, soit 18 personnes sur 1 000. Ces chiffres sont en dessous de la réalité puisqu'ils ne prennent pas en compte le secteur privé. Il est par ailleurs très difficile de suivre les patients, car la prise en charge est diversifiée, la trajectoire thérapeutique ne se traduisant pas toujours par une hospitalisation.

Une étude récente montre qu'un consultant sur cinq auprès d'un généraliste souffre d'un problème de santé mentale, « qu'il soit ou non exprimé ou reconnu comme tel ». En outre, certains patients sont vus par des psychologues ou d'autres soignants « plus ou moins reconnus par les systèmes de soins officiels ». S'ajoutent à cela toutes les personnes qui ne reçoivent aucun soin. Dans ce contexte c'est l'étude de population qui constitue la méthode de choix pour évaluer les problèmes de santé mentale.

L'épidémiologie est l'étude de la distribution des maladies et des invalidités, ainsi que des facteurs qui influent sur cette distribution. Plusieurs méthodes épidémiologiques peuvent être distinguées.

Épidémiologie descriptive

Un effort de classification existe actuellement dans le domaine de la santé mentale, et la validation des diagnostics progresse. Il reste difficile de trouver des instruments utilisables lors du contexte de soins car la personne concernée peut ne pas être apte à fournir les renseignements.

Épidémiologie analytique

Un certain nombre de variables sont liées à la prévalence des problèmes de santé mentale : sexe, âge, statut matrimonial, classe sociale, catégorie et statut professionnel. Ainsi la dépression est deux fois plus fréquente chez les femmes que chez les hommes, alors que les problèmes de comportement et l'alcoolisme sont plus fréquents chez ces derniers. La schizophrénie et la toxicomanie quant à elles se retrouvent surtout dans les populations jeunes et les problèmes cognitifs chez les personnes âgées.

Certaines situations ou certains événements de vie sont aussi des facteurs de risque. On considère également que des facteurs génétiques et des causes biologiques peuvent être parfois incriminés. Quoi qu'il en soit, l'analyse doit se fonder sur des « modèles explicatifs multifactoriels et multidimensionnels ».

Épidémiologie évaluative

Elle concerne la prévention et les traitements en matière de prévention, c'est-à-dire le dépistage à la naissance de certains déficits et la prévention de différents troubles en pré et postnatal.

L'épidémiologie évaluative inclut également l'évaluation des programmes de prévention à partir d'échantillons dans lesquels les problèmes sont fréquents ou dans des sous-groupes à risque. Il est nécessaire de suivre les sujets longtemps pour vérifier l'absence de rechutes et la fréquence des rémissions spontanées chez les sujets témoins.

Quant à l'évaluation des traitements elle est marquée par deux caractéristiques :

- la psychiatrie de secteur dépasse le cadre de la relation duelle médecin-patient ;
- les problèmes psychiatriques, qu'ils soient sévères ou réputés « légers », sont chroniques. Ce qui est évalué, c'est la pertinence, c'est-à-dire la capacité de répondre aux besoins, la démarche de mise en œuvre du programme et l'impact au sens d'amélioration du problème.

Le *tableau 1* montre que les prévalences des problèmes de type dépressif et anxieux varient constamment avec le sexe et l'âge. Il y a peu de variation suivant la catégorie professionnelle et la scolarité. En revanche, les prévalences varient fortement suivant la situation familiale et professionnelle. La variable « vivre seule », par exemple, est liée à la dépression. Si l'on considère le lieu d'habitation, on note que l'anxiété est plus fréquente à Paris qu'en banlieue, et en particulier chez les femmes de 18-25 ans sous la forme de trouble panique.

Selon le psychiatre Daniel Widlöcher, l'épidémiologie ne pourra toutefois pas conduire à l'élaboration d'une nosographie objective, car on ne peut définir un comportement comme un indice biologique. L'épidémiologie, dans le domaine de la santé mentale, « s'apparente plus à certaines enquêtes sociologiques qu'à d'autres domaines de l'épidémiologie médicale ». La limite entre le normal et le pathologique est difficile à définir. Les études se fondent donc sur des critères assez généraux pour permettre des comparaisons entre les différentes recherches.

Les enquêtes de population posent par ailleurs des problèmes éthiques. Outre la question de la confidentialité, le fait d'intervenir sur l'état de santé mentale oblige à une introspection, sorte « d'état des lieux » psychiques, qui peut être pour certains dommageable. Ceci souligne l'importance de s'interroger sur l'utilité de telles enquêtes : but scientifique ? recherche d'éléments dans une perspective d'organisation des soins ? Viviane Kovess[1], dans une étude récente, estime qu'il serait peut-être bon de recourir à l'avis d'un comité d'éthique.

1. Kovess Viviane. *Épidémiologie et santé mentale.* Paris : Flammarion, 1996.

Tableau 1 : Prévalences (en pourcentage) sur la vie - DSM-III-R par variables sociodémographiques.

	Dépression majeure N = 43			Anxiété générale N = 141		Somatisation N = 34		Phobies N = 80		Crise de panique N = 25	
TOTAL	N 2 260	préval. 19,2	P	préval. 6,2	P	préval. 1,5	P	préval. 3,5	P	préval. 1,1	P
Sexe											
Hommes	1 056	12,4	0,0	2,9	0,0	0,2	0,0001	2,0	0,0002	0,4	0,018
Femmes	1 190	24,9		9,2		1,3		5,0		1,8	
Âge											
18-24 ans	320	12,7	0,03	2,5	0,001	0,4	0,05	2,9	0,03	1,8	NS
25-44 ans	1 043	20,1		5,5		1,2		4,3		1,5	
45-64 ans	619	19,2		7,6		2,0		3,9		0,5	
> 65 ans	278	21,6		10,3		3,0		0,7		0,3	
Catégorie socio-professionnelle hommes											
Ouvrier	205	9,8	NS	2,4	NS	0	NS	1,5	NS	0,5	NS
Commerçant	248	12,1		4,8		0,4		2,0		0,4	
Employé	196	13,8		2,6		1,0		2,0		0	
Cadre	312	13,1		6,3		0,6		4,0		1,7	
Catégorie socio-professionnelle femmes											
Ouvrier	70	27,1	NS	2,4	NS	0	NS	1,5	NS	0,5	NS
Commerçant	180	25,0		8,9		1,7		7,2		1,1	
Employé	454	25,8		9,9		3,5		4,2		1,8	
Cadre	174	31,0		6,3		0,6		4,0		1,7	
Situation familiale											
Célibataire	648	16,4	0,0001	3,4	0,0	0,8	0,02	4,3	NS	0,9	
Marié	1 318	17,5		6,1		1,5		3,6		1,2	
Veuf / Divorcé	294	33,0		13,3		3,4		1,7		1,0	
Cohabitation											
Avec quelqu'un	1 950	17,6	0,0062	0,6	NS	1,5	NS	3,8	NS	1,1	NS
Seul	310	22,5		1,3		1,6		2,9		1,1	
Diplôme											
Sans	441	20,0	0,03	7,3	NS	1,6	NS	2,3	NS	0,5	NS
– Bac	1 004	17,0		6,1		2,3		3,6		1,2	
Bac	256	21,9		7,4		0,8		4,3		1,6	
Bac + 1	304	25,0		5,6		0,7		5,6		2,3	
Bac + 2	202	17,3				0		3,0		0	
Situation professionnelle											
Actif	1 378	18,5	0,007	4,5	0,0	0,8	0,001	3,4	0,0023	1,2	NS
Chômeur	83	26,5		13,3		2,4		3,6		2,4	
Étudiant	169	11,2		1,8		0,6		3,6		1,8	
Retraité	360	20,0		10,0		3,1		1,1		0,1	
Inactif	266	23,7		10,9		3,8		7,1		1,1	
Habitation											
Paris	409	3,2	NS	0,7	NS	3,2	NS	3,2	NS	3,2	NS
Banlieue	1 851	2,5		0,8		2,5		2,5		2,5	
Zone d'habitation											
Bourgeoise	338	19,2	NS	6,2	NS	1,2	NS	2,7	NS	1,2	NS
Moyenne	1 010	19,9		7,0		1,5		3,3		1,1	
Populaire	841	17,8		5,0		1,7		2,1		1,2	

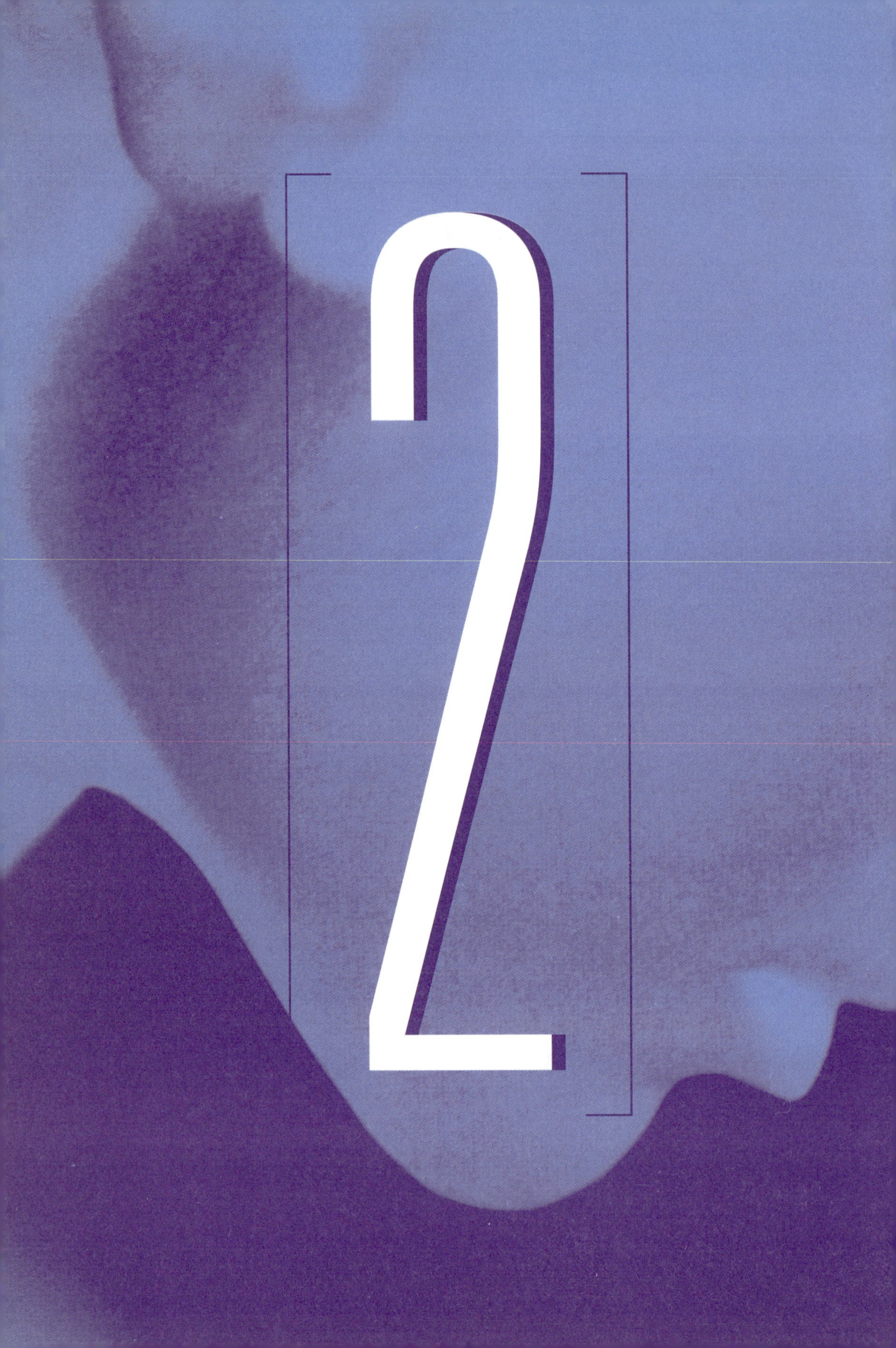
2

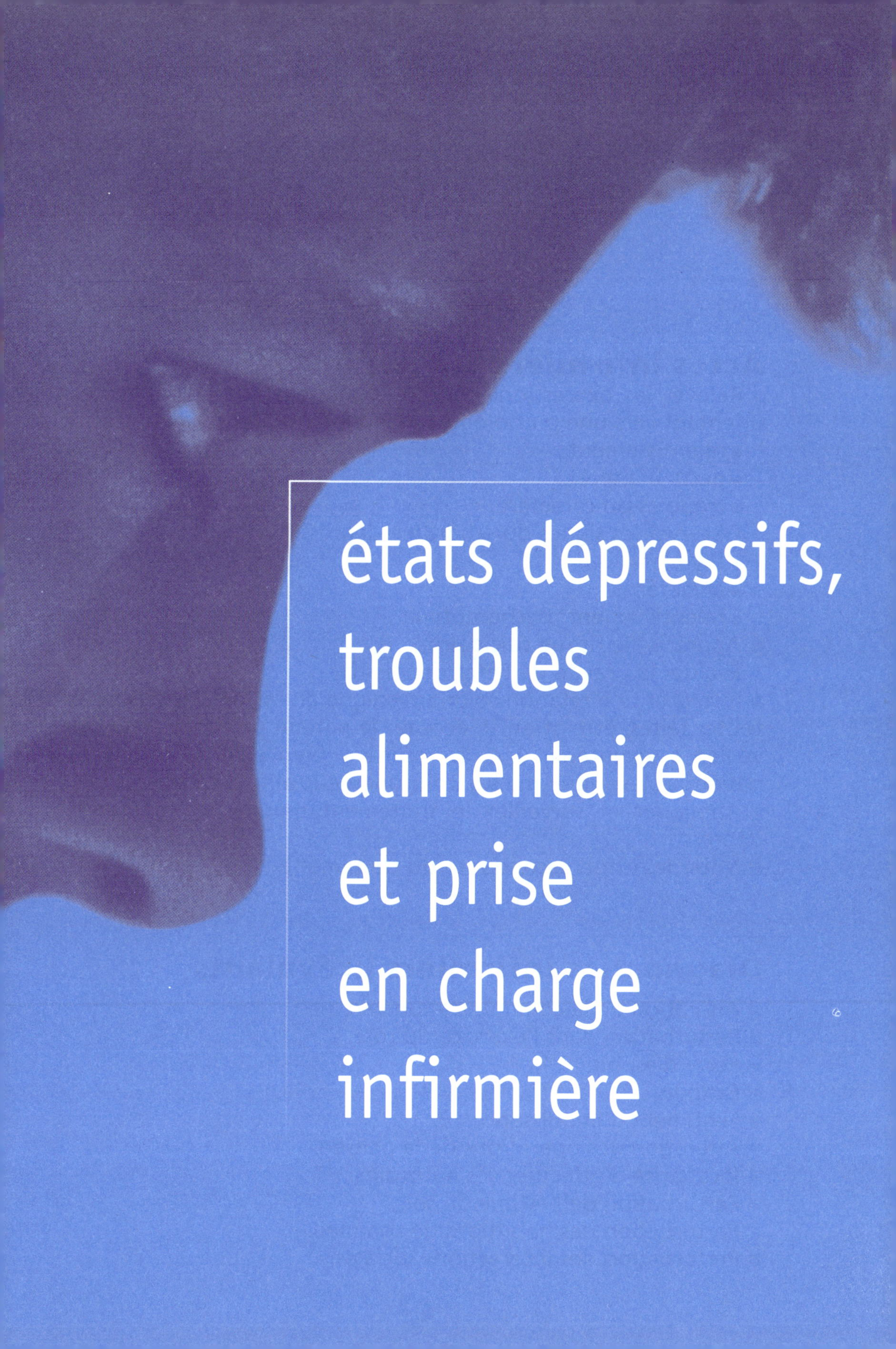

états dépressifs, troubles alimentaires et prise en charge infirmière

vous devez savoir faire...

Actes infirmiers

- Relever les expressions courantes utilisées par le patient et orientant vers une pathologie anxieuse et/ou dépressive :
  - ralentissement ;
  - perte d'intérêt ;
  - troubles du caractère.
- Observer les signes du syndrome dépressif
  - thymie ;
  - anxiété ;
  - ralentissement psychomoteur.
- Apprécier le risque suicidaire.
- Évaluer la gravité de l'état dépressif.
- Instaurer une relation soignant/soigné en évitant les réponses toutes faites, être attentif, écouter le patient de façon active et veiller à maintenir une atmosphère bienveillante, aider le patient à s'exprimer mais garder une neutralité affective.
- Appliquer et surveiller le traitement médicamenteux anti-dépressif.
- Noter les effets secondaires du traitement.

Diagnostics infirmiers prévalants

- Altération de la communication verbale.
- Perturbation dans l'exercice du rôle.
- Perte d'espoir.
- Fatigue.
- Sentiment d'impuissance.
- Altération des opérations de la pensée.
- Incapacité d'effectuer ses autosoins.
- Perturbation de l'estime de soi.
- Perturbation des habitudes de sommeil.
- Perturbation des interactions sociales.

...donc vous devez savoir :

Connaissances requises

Dans l'approche psychopathologique

- Énumérer les différents mécanismes favorisant l'élaboration des états dépressifs.
- Comprendre ces mécanismes.

Dans l'approche psychiatrique

- Identifier les signes cliniques des états dépressifs :
  - syndrome mental (humeur triste, inhibition de la pensée, douleur morale) ;
  - syndrome physique (troubles du sommeil, troubles de l'alimentation, troubles de la sexualité).

État dépressif

Définition

L'état dépressif se caractérise par une perturbation de l'humeur dans un sens négatif. Les sentiments de tristesse et de douleur morale y sont au premier plan.

Épidémiologie

La dépression est la plus fréquente des pathologies mentales. Elle atteint de 5 à 15 % de la population française. Dans 25 % des cas elle est traitée de façon satisfaisante mais, dans 75 % des cas, elle n'est pas identifiée et est donc non ou mal traitée. Les états dépressifs représentent de 30 à 35 % des causes de suicide.

Deux indices permettent de rendre compte de la morbidité :

- le taux de **prévalence** (ou taux de fréquence globale), qui indique le nombre de malades à un moment donné divisé par l'effectif de population à risque ;
- le taux d'**incidence**, qui est égal au nombre de nouveaux cas observés pendant une période donnée.

Le taux de prévalence est fonction des facteurs sociodémographiques suivants :

- le sexe : le taux de prévalence de la dépression est environ deux fois supérieure chez la femme. Il semble que la femme soit plus prédisposée à présenter des troubles dépressifs ;
- l'âge : le pic de la prévalence dépressive se situe entre 25 et 44 ans chez les sujets jeunes, avant 35 ans chez les femmes et entre 55 et 70 chez les hommes ;
- le statut marital : les sujets divorcés ou séparés présentent un risque dépressif déterminant chez les femmes.

Il semble en revanche que ni les différences ethniques, ni l'appartenance à une religion quelconque, ni le lieu d'habitation (rural ou urbain) ne puissent isolément influer sur le taux de prévalence dépressive.

Sémiologie clinique

Symptôme mental : l'humeur dépressive

C'est un élément dominant. Le sujet se sent découragé, abandonné, humilié et inutile. Il a un sentiment d'insatisfaction et s'autodévalorise. Le sujet est envahi par une tristesse intense, il a perdu tout espoir (tristesse pathologique). La vie lui paraît absurde, insupportable. Il porte sur elle un regard négatif dans son ensemble. Rien ne l'intéresse en dehors de sa souffrance. Il ressasse avec douleur un vécu morbide. Sa douleur morale est extrême.

L'humeur dépressive du sujet est identifiable dans son attitude générale : sa voix est monocorde, son débit est lent et son faciès sans expression. Les opérations de sa vie mentale sont ralenties. Le sujet se montre indifférent aux activités de type professionnel, domestique ou social. Il ne ressent à l'égard des autres ni sentiment de haine ni sentiment d'amour, mais une sorte d'anesthésie affective et il en éprouve de la culpabilité ; il se dit mauvais père, mauvais époux.

Symptôme psychomoteur

Le sujet présente une inhibition psychomotrice accompagnée d'une importante fatigue. Toutes ses activités intellectuelles et motrices sont ralenties et lui demandent un effort. Il a perdu sa dynamique habituelle et ses centres d'intérêts.

Sur le plan intellectuel, les capacités du sujet sont conservées mais il présente des troubles de l'attention, de la concentration et de la mémoire. Il se plaint du manque de clarté de ses idées. Son discours est pauvre : concentré sur une seule idée (monoïdéisme) ou « vide » de pensée (anidéisme).

Sur le plan moteur également, le sujet est ralenti dans ses mouvements. Il a des difficultés à se mouvoir. Sa voix est faible, son ton est monocorde.

Symptômes somatiques

On recense un certain nombre de troubles :

- troubles du sommeil : le sujet peut dormir de façon excessive ou de façon insuffisante. Il peut présenter :
  - des difficultés à l'endormissement, une impossibilité à se coucher, à dormir ;
  - un sommeil inefficace et entrecoupé ;
  - des insomnies matinales (réveils précoces vers 4 ou 5 heures du matin avec impossibilité de se rendormir) ;
  - une hypersomnie non réparatrice, une fatigue au réveil ;
  - une somnolence diurne. Pour le sujet c'est un moyen d'affronter l'effort et la réalité ;
- troubles de l'alimentation : le sujet présente des conduites alimentaires perturbées, allant parfois jusqu'à l'anorexie ou la boulimie ;
- troubles de la sexualité : le patient présente une inhibition sexuelle, une incapacité à désirer des relations ou à en éprouver du plaisir (impuissance, frigidité, diminution de la libido) ;
- troubles périphériques de l'angoisse : ils complètent le tableau. Parmi eux on peut citer les algies lombaires, musculaires et digestives, les céphalées, la constipation, des nausées ;
- conduites suicidaires : les idées suicidaires sont fréquentes dans les états dépressifs, le seul avenir possible du déprimé étant la mort. Mais le suicide peut prendre d'autres formes qui sont des équivalents suicidaires : les refus alimentaires, les conduites à risques (toxicomanie, alcool, excès de vitesse au volant).

Formes cliniques

Les formes de dépression se différencient par la symptomatologie, l'étiologie, l'évolution.

Formes symptomatiques

➡ Dépressions secondaires à une pathologie

Les états dépressifs secondaires à une pathologie organique sont fréquents :

- en neurologie, la maladie de Parkinson, les tumeurs cérébrales, la sclérose en plaques entre autres comportent dans leur sémiologie des symptômes anxiodépressifs ;
- en endocrinologie, il s'agit de l'hypothyroïdie, de l'hyperparathyroïdie, de la maladie d'Addison, de l'hypercorticisme ;
- en rhumatologie, c'est principalement la polyarthrite rhumatoïde ;
- en cardiologie, les maladies les plus représentatées sont les coronaropathies, l'infarctus du myocarde (1 patient sur 3 environ ayant fait un infarctus du myocarde développe un symptôme dépressif dans les 18 mois suivants).

➡ Dépressions du sujet âgé

Chez le sujet âgé, la dépression peut revêtir des aspects particuliers. Le « masque » de ces dépressions peut également être de caractère psychologique. En effet, un certain nombre de sujets présentent des états d'asthénie plus psychiques que physiques, avec altérations cognitives (troubles de l'attention, de la concentration, bradypsychie, troubles mnésiques). Généralement, chez le sujet âgé, la dépression se chronicise. Elle est souvent liée à une détérioration du cerveau. La personne âgée présente fréquemment un déséquilibre dans son mode de vie ; elle s'isole, néglige sa tenue et son alimentation.

➡ Dépression de l'adolescent

Elle se manifeste en général par un comportement antisocial avec des attitudes agressives et revendicatrices. Elle survient souvent à la suite de problèmes familiaux ou d'échecs scolaires.

Formes étiologiques

➡ Dépression réactionnelle

Elle survient principalement chez des sujets prédisposés, qui présentent des difficultés à supporter la frustration. L'état dépressif est lié à un

événement objectif et compréhensible, tel qu'un deuil, une séparation, la perte d'une situation professionnelle, etc. Toutefois, certains individus ont la capacité de vivre des épreuves douloureuses et « dépriment » de façon passagère alors que d'autres, dans les mêmes conditions, feront une dépression.
Le deuil est l'exemple type de l'état dépressif réactionnel, car il se traduit toujours par un état dépressif passager, sans nécessiter pour autant des soins particuliers – sauf si cet état dure anormalement.

➡ Dépression névrotique

Elle est fréquente et souvent liée à des événements dont l'importance est propre au sujet, donc subjective. L'événement déclenchant n'est pas forcément un traumatisme, ce peut être un événement heureux (mariage, promotion professionnelle) qui fait resurgir chez le sujet un conflit névrotique ancien.

➡ Dépression de surmenage

Elle survient en général à la suite d'une promotion professionnelle. Le sujet n'arrive pas à faire face à ses nouvelles fonctions de responsable et perd ses capacités.

➡ Dépression d'épuisement

Une dépression d'épuisement peut survenir chez des sujets subissant des traumatismes à répétition.

➡ Dépression et affections psychiatriques

Chez les sujets atteints de schizophrénie les états dépressifs sont relativement fréquents. Ce phénomène est lié à la perte du symptôme délirant ou à un changement des conditions d'existence.

Personnalité

Il existe une prédisposition et même une structure dépressive qui se caractérisent par :

- une **fragilité du moi** : une tendance à ressentir violemment les **frustrations**, les **difficultés**, les **échecs**, vécue comme une forte **souffrance** intérieure sans que l'on puisse trouver des satisfactions compensatrices dans la vie quotidienne. Sous l'influence d'un « **événement** » traumatisant symbolique ou réel, le sujet retire son intérêt au monde extérieur ; il éprouve de la douleur ;
- un sentiment de **culpabilité** : le dépressif est ambivalent vis-à-vis des personnes auxquelles il est attaché, tout comme il l'est vis-à-vis de lui-même, doutant de sa propre valeur. Chez le dépressif, les relations fondamentales de la prime enfance ont été troublées. Ce peut être l'absence ou la perte de la mère ou du père, lorsqu'ils n'ont pu être remplacés. Mais la difficulté vient souvent de l'**ambivalence** de la mère qui éprouve pour son enfant, à côté de tendances affectueuses conscientes, de fortes tendances agressives refoulées et ceci en raison de ce que cet enfant représente dans son **désir** et dans la relation avec le père.

Les sentiments de culpabilité internes sont en rapport avec l'intensité des souhaits hostiles dirigés contre la personne aimée. Il se crée un cercle vicieux où les pulsions agressives, hostiles, homicides, ne pouvant s'exprimer à l'encontre des personnes qui sont aussi chéries par ailleurs, ne peuvent que se retourner contre le sujet, d'où une douleur morale, un sentiment de culpabilité, de honte, une tendance à se meurtrir par besoin d'autopunition. Cette situation conflictuelle est renforcée par la force, la rigidité, la cruauté du Surmoi, intégré par identification au Surmoi des parents.
Un idéal du Moi très exigeant empêche la personne de trouver satisfaction dans les plaisirs habituels de l'existence.

Diagnostics différentiels

Anxiété

Elle concerne des secteurs précis de l'activité physique ou psychique.
L'anxieux voit son avenir avec appréhension, mais il le voit.

Dépression

Elle entraîne une modification globale des activités physiques et psychiques. Le déprimé envisage son avenir comme un océan de désespoir, quand le suicide n'est pas considéré par lui comme l'unique échappatoire. L'avenir lui échappe.

Expression psychique : différences entre l'anxieux et le déprimé

C'est la triade cognitive :

- vision pessimiste de l'avenir : dans la dépression, les pensées négatives englobent tout, aucune issue n'est possible. Dans l'anxiété, ces évaluations sont sélectives, spécifiques (par exemple : aurai-je assez d'argent pour payer mon loyer ? Mon train arrivera-t-il à l'heure ?). Des considérations positives ne sont pas exclues ;
- vision pessimiste de soi : pour l'anxieux, les erreurs sont invalidantes mais pas irrémédiables. Le déprimé se voit coupable de tout, sans rédemption possible. L'anxieux hésite, il doute, il n'est pas sûr de ses conclusions. Le déprimé est sûr que tout ce qu'il fait est mauvais ;
- vision pessimiste des rapports avec les autres : l'anxieux peut anticiper ses conduites de rituels, ses évitements, ses relations avec les autres. On peut observer une certaine précision. Le déprimé a déjà abandonné la partie depuis longtemps. Il vit dans le remords ou le regret.

Comportements

Ils sont différents selon qu'il s'agit d'un anxieux ou d'un déprimé (*Tab. 2 et 3*).

➡ **L'évitement :**

- le déprimé subit les événements de la vie. L'existence devient une routine plus ou moins supportable. Tout devient plat (émoussement). Si le sujet n'agit pas, c'est plus par négligence que par évitement ;
- l'anxieux tente en permanence d'éviter le danger (précis ou imprécis). En ce sens, il est plus sensible aux confrontations que le déprimé.

➡ **La motivation et l'énergie :**

- le déprimé est ralenti. Il y a perte d'énergie ;
- l'anxieux a une énergie, mais elle est bloquée, inhibée. En d'autres mots, le premier est « à plat » quand le second est « à 100 000 volts ».

➡ **L'appréhension anxieuse :**

- le déprimé est impuissant, la faute est la logique du parcours (« je suis incapable »). Il est découragé d'emblée et il est même parfois difficile de le convaincre de la nécessité de prendre des médicaments ;
- l'anxieux appréhende l'erreur et la conséquence de cette erreur (« si je n'arrive pas à l'heure, je manquerai le train et ce sera la catastrophe, car... »).

Examens

L'entretien doit porter sur la recherche des antécédents psychiques ou organiques et du risque suicidaire.

Tableau 2 : Tableau différentiel de l'inhibition (anxieuse) et du ralentissement (dépressif).

Inhibition anxieuse	Ralentissement dépressif
Énergie bloquée	Manque d'énergie
« Butinage » d'une activité à une autre sans pouvoir se fixer	Grande difficulté à démarrer toute activité
Incapacité de fixer son attention à cause de l'interruption permanente d'une pensée par une autre	Grande difficulté de concentration
Hésitation permanente avant toute prise de décision	Renoncement d'emblée à toute prise de décision

Tableau 3 : Expression somatique – différences entre l'anxieux et le déprimé.

Plutôt anxiété	Plutôt dépression
Symptômes aigus	Symptômes chroniques
Crises de boulimie	Réduction ou augmentation de l'appétit
Vomissements	Fatigue chronique
Diarrhées	Constipation
Difficultés de déglutition	Douleurs chroniques, en particulier rhumatologiques, céphalées
Vertiges	Dyspareunie (douleurs provoquées par les rapports sexuels chez la femme)

Traitement

Hospitalisation

Elle représente souvent un facteur de régression ou de chronicisation. Elle n'est donc indiquée que dans deux cas : en présence d'un risque important de suicide, ou après une tentative de suicide.

Traitement médicamenteux

Le choix doit tenir compte de plusieurs facteurs : la symptomatologie, l'importance de la dépression, la nature des facteurs déclenchants, la structure de la personnalité.
Les antidépresseurs constituent les éléments essentiels du traitement, associés si nécessaire à d'autres psychotropes. Les antidépresseurs prescrits sont entre autres : le Tofranil®, l'Anafranil®, le Laroxyl®, le Surmontil®, le Pertofran®, etc. (voir « Les antidépresseurs », p. 176).

Traitement psychothérapique

Associé à un traitement médicamenteux antidépresseur, le traitement psychothérapique représente l'essentiel du traitement. Le choix prendra en compte les facteurs suivants :
- la structure de la personnalité ;
- l'âge du sujet ;
- le degré de la dépression.

Le traitement peut comprendre une psychothérapie de soutien, une psychothérapie analytique, des séances de relaxation.

Traitement en fonction de l'âge et de la « clinique »

Dépression de la personne âgée

Il est judicieux d'utiliser des antidépresseurs présentant peu d'effets secondaires. Une approche sociothérapique est par ailleurs essentielle pour rompre l'isolement de la personne âgée. Il faut l'inciter à utiliser les aides proposées dans les communes : club, association, aide à domicile, etc.

Dépression de l'adolescent

La psychothérapie familiale constitue dans ce cas une indication majeure. Les antidépresseurs (non toxiques) sont nécessaires pour prévenir des tentatives suicidaires et canaliser l'agressivité.

Dépressions névrotico-réactionnelles

Elles impliquent une hospitalisation dans les formes graves. Le traitement de fond en est la psychothérapie.

Dépression schizophrénique

Les antidépresseurs ne sont pas indiqués dans cette forme. Une sociothérapie s'impose (réorganisation des conditions d'existence du sujet).

Prise en charge infirmière

Soins techniques

Il s'agit de :
- la surveillance du traitement médicamenteux ;
- l'injection intramusculaire des antidépresseurs ;
- la vérification de la prise effective des médicaments administrés par voie orale ;
- la surveillance des effets du traitement et des éventuels effets secondaires.

Soins relationnels

Lors d'une hospitalisation l'accueil doit être chaleureux. La relation avec le patient est essentielle. Elle doit être attentive, apaisante mais ferme.
L'infirmier installe le patient dans une chambre à deux lits pour éviter l'isolement et à proximité du poste de soins pour faciliter la surveillance. Il veille à retirer tous les objets dangereux pour éviter tout risque de suicide et surveille le sujet lors de la douche (risque de pendaison).

Surveillance

L'infirmier surveille étroitement le patient pour le protéger contre lui-même de toute tentative de suicide. Il exerce une surveillance étroite sur le plan psychique :
- relations avec l'entourage ;
- identification des périodes et du degré d'anxiété ;
- mise en place d'une conduite spécifique par rapport au suicide.

Soins sociothérapiques

L'infirmier propose au patient de participer à des activités créatives, de lire le journal, de se créer des centres d'intérêt.

Soins éducatifs

L'arrêt brutal du traitement représente un risque important de rechute. L'infirmier doit informer le patient et son entourage de l'importance de poursuivre le traitement pendant la durée prescrite, et des risques de rechute en cas d'interruption brutale.
Il incite le patient à avoir une vie saine, équilibrée, ouverte aux autres.
Il l'informe du dispositif de soins à domicile et de l'identité des personnes à contacter en cas de difficulté.

- **Altération du désir**
- **Anesthésie affective**
- **Asthénie vitale**
- **Douleur morale**
- **Humeur triste**
- **Inhibition de la pensée**
- **Troubles de l'alimentation**
- **Troubles de la sexualité**
- **Troubles du sommeil**
- **Troubles somatiques divers**

Notes

vous devez savoir faire...

Actes infirmiers

- Surveillance de l'hygiène corporelle.
- Surveillance de l'hygiène et de l'équilibre alimentaire.
- Vérification de la prise des médicaments et surveillance de leurs effets.
- Changement de sonde d'alimentation gastrique.
- Soins et surveillance des patients en assistance nutritive entérale ou parentérale.
- Surveillance de l'élimination intestinale et urinaire.
- Préparation et surveillance du repos et du sommeil.
- Appréciation des principaux paramètres servant à la surveillance de l'état de santé des patients (température, pulsations, pression artérielle...).
- Soins de bouche avec application de produits non médicamenteux.
- Recueil des données biologiques.
- Observation et surveillance des troubles du comportement.
- Entretien d'accueil.
- Organisation et animation d'activités à visée sociothérapique.

Diagnostics infirmiers prévalants

- Déficit nutritionnel lié à une sélection d'aliments et à une réduction de la ration alimentaire.
- Anxiété liée à la peur de prendre du poids.
- Perturbation de l'image corporelle.
- Perturbation chronique de l'estime de soi.
- Constipation liée à la diminution de la quantité d'aliments consommés.
- Atteinte de l'intégrité de la muqueuse buccale.
- Aménorrhée.

...donc vous devez savoir :

Connaissances requises

- Connaître les éléments d'épidémiologie de l'anorexie mentale.
- Connaître les facteurs d'étiologie : facteurs psychologiques (repérer dans le développement psychoaffectif les éléments psychopathologiques propres à l'anorexie mentale), facteurs socioculturels, facteurs familiaux.
- Citer les facteurs déclenchant l'installation de l'anorexie.
- Citer les signes cliniques de l'anorexie mentale.
- Connaître les examens biologiques reflétant le retentissement de la dénutrition.
- Distinguer l'anorexie, symptôme associé à une pathologie, de l'anorexie mentale comme entité unique.
- Connaître les diverses formes cliniques de l'anorexie mentale.
- Connaître l'évolution et le pronostic de l'anorexie mentale.
- Appréhender les diverses thérapeutiques visant au traitement de l'anorexie mentale.

Anorexie mentale

Définition

L'anorexie mentale essentielle est une conduite de restriction alimentaire volontaire persistante, une lutte contre la faim qui progressivement disparaît pour faire place à une véritable anorexie. Le comportement est sévère et contraste avec une absence apparente de troubles psychiatriques majeurs, dépression, névrose, psychose. Il ne faut pas confondre l'anorexie mentale, où la restriction alimentaire est active, avec l'anorexie d'origine organique.

L'anorexie dans la dépression s'accompagne d'un ralentissement psychomoteur et d'une humeur dépressive.

L'anorexie des sujets âgés révèle soit un état dépressif, soit une pathologie sous-jacente.

Le refus de s'alimenter se retrouve dans différentes pathologies névrotiques et psychotiques et a une signification variable :

- refus alimentaire dans un contexte délirant ;
- refus alimentaire électif dans la névrose obsessionnelle.

Épidémiologie

Cette pathologie touche de préférence les femmes. Elle représente de 1 à 2 % de la population féminine, comprise entre 12 et 20 ans. Elle survient essentiellement dans les classes sociales aisées. Elle concerne aussi en priorité les sociétés d'abondance. Certaines populations sont particulièrement atteintes : les mannequins, les « petits rats » d'opéra, les jockeys, les hôtesses. L'anorexie mentale est une pathologie grave avec une mortalité importante : de 5 à 9 % de décès. La mort ne survient pas dans un contexte suicidaire.

Personnalité

L'anorexie apparaît progressivement et fréquemment chez des adolescentes excellentes élèves, à l'imagination riche. Sur le plan affectif, on observe une immaturité, un refus de la féminité, un sentiment de culpabilité et de frustration. La patiente est intelligente, lucide, agréable avec son entourage, banalisant ou niant ses troubles. Elle semble méconnaître sa maigreur et exprime sa crainte de grossir. Hyperactive physiquement et intellectuellement, l'anorexique pratique des activités sportives (danse, jogging, marche) pour brûler ses calories, sans ressentir de fatigue. Les activités intellectuelles sont très investies et l'activité scolaire est intense. Les anorexiques lisent souvent beaucoup, ont une « boulimie de connaissances ». Elles obtiennent d'excellents résultats scolaires et portent souvent de l'intérêt à l'art culinaire. En revanche, au moment des repas, elles déclarent habituellement qu'elles ont déjà mangé en cuisinant.

Sémiologie clinique

On distingue trois symptômes nécessaires au diagnostic.

Anorexie

Il convient dans ce cas de parler de restriction alimentaire volontaire. L'anorexie peut être totalement déniée par la patiente ou bien rationalisée : « je n'ai pas faim ; je suis constipée ; j'ai des douleurs au ventre ».

Amaigrissement

Il est important et rapide (entre 10 et 50 % de perte de poids), spectaculaire, il peut aboutir à une véritable cachexie. L'amaigrissement est toujours secondaire à l'altération des conduites alimentaires (régime draconien, sélection d'aliments, etc.). Il est souvent conjugué à l'absorption de laxatifs ou de diurétiques.

Aménorrhée

Elle survient après quelques mois de restriction alimentaire et demeure constante au cours de l'anorexie.

Contexte familial

La famille de l'anorexique se dépeint souvent comme unie et sans aucun problème. Mais l'alimentation devient rapidement le centre des préoccupations familiales. La maigreur, le dépérissement auquel assiste la famille suscitent, notamment chez la mère, une culpabilité et des conduites de « forçage », supplication, chantage, menace ou la confection de plats variés pour susciter l'appétit. Il existe autant chez la famille que chez la patiente un refus de reconnaître l'origine psychologique des troubles, ce qui entraîne toujours un retard dans l'instauration de soins adaptés.

Formes cliniques

L'évolution diffère selon les formes cliniques.

Anorexie associée à des épisodes boulimiques

Dans le cas où des épisodes boulimiques sont associés à l'anorexie, le pronostic est moins bon que dans les formes ou l'anorexie est isolée.

Forme réactionnelle

L'anorexie survient immédiatement après un traumatisme : deuil, échec, conflit. La dimension dépressive est très importante et ce serait alors une forme de dépression masquée. Le pronostic est dans ce cas favorable et l'évolution tend vers la guérison.

Anorexie chez le garçon

Elle débute en période prépubertaire ; l'isolement social est particulièrement marqué.

Forme prépubère

Elle survient entre 9 et 12 ans. Cette forme particulièrement sévère présente un risque de retentissement sur la croissance.

Anorexie mentale de l'adulte

Elle apparaît après 25 ans. On retrouve fréquemment dans l'histoire de la personne un épisode mineur, passé inaperçu au moment de l'adolescence. La décompensation apparaît à la suite d'un événement important, mariage, naissance d'un enfant.

Évolution

Dans un tiers des cas l'évolution est bonne, avec une guérison durable dans le temps, surtout lorsque la cause est un événement déclenchant, dépressif.
Dans le deuxième tiers l'évolution est grave, avec risque de mort ; c'est le cas où il y a chronicisation de la conduite alimentaire.
Dans le dernier tiers, on observe une amélioration partielle ou une alternance de boulimie et d'anorexie.

Signes physiques

Le sujet est en état de carence, et on observe rapidement des troubles de la dénutrition et des troubles circulatoires :
- troubles de la dénutrition : aspect cadavérique, fonte musculaire, joues creuses, effacement des seins, des fesses ;
- troubles circulatoires : œdèmes, extrémités violacées, froides, pression artérielle en baisse.

Psychopathologie

On retrouve dans l'anorexie une situation de dépendance à l'égard de la mère. La relation avec le père est caractérisée soit par le rejet, soit, au contraire, par un rapprochement. Les facteurs déclenchants peuvent être :

- une séparation d'avec le milieu familial ;
- une relation amoureuse ;
- un échec ou une réussite à un examen.

Examens

Bilan

Il vise à éliminer une cause organique.

Examens biologiques

Ils ont pour but la recherche d'un trouble du métabolisme, d'un trouble hydro-électrolytique lié à l'utilisation des diurétiques, des laxatifs.

Entretien avec la mère

Il permet de repérer les conduites alimentaires dans l'enfance (vomissements précoces), d'identifier les attitudes du milieu familial (réaction de la mère face aux conduites alimentaires, celle du père, de la fratrie), de rechercher d'autres anorexiques dans la famille.

Diagnostic médical

Il repose sur la clinique :

- triade symptomatique : anorexie, aménorrhée, amaigrissement ;
- conduite alimentaire de restriction, hyperactivité, surinvestissement intellectuel ;
- signes somatiques : troubles circulatoires, aspect cadavérique.

Diagnostics différentiels

Anorexie organique

Pas de conflit psychique.

Anorexie d'origine dépressive

Elle est secondaire à une dépression, perte d'appétit.

Anorexie d'origine névrotique

Peur phobique ou obsessionnelle.

Anorexie d'origine psychotique

Délire paranoïaque, schizophrénie. Le refus de s'alimenter s'inscrit dans le négativisme.

Traitement

L'anorexie mentale est une urgence médicale et psychiatrique.

Hospitalisation

Elle est nécessaire si le risque vital est immédiat ou s'il y a échec du traitement ambulatoire. Elle permet de faire un bilan somatique, biologique et psychologique. Elle implique des modalités spécifiques et notamment :

- un contrat thérapeutique ;
- un isolement du sujet vis-à-vis de son environnement familial ;
- un contrat concernant le poids à atteindre ;
- une réalimentation progressive ;
- une prise en charge psychologique ;
- une prise en charge des parents, qui permet de leur faire accepter les modalités de traitement et de les préparer à l'autonomie ultérieure de leur enfant.

Traitement médicamenteux

On administre des antidépresseurs en cas de syndrome dépressif associé.

Psychothérapie

Elle est adaptée à chaque cas :

- individuelle, cognitive et comportementale ;
- ou d'inspiration analytique.

La thérapie de groupe est fondée sur le même principe que celui des Alcooliques anonymes (groupe de parole, d'entraide) ; les thérapies familiales sont de type psychanalytique ou systémique. Le rôle de la famille est en effet important dans cette pathologie. Il est donc indispensable de l'associer au traitement soit sous la forme d'entretiens (cas mineurs), soit de groupes de parents (formes sévères).

Prise en charge infirmière

Soins techniques

Dans le cas d'une hospitalisation en réanimation

Les soins sont les suivants :
- réalimentation progressive par sonde gastrique ;
- rééquilibrage hydro-électrolytique ;
- maintien de l'alitement ;
- surveillance continue.

Dans le cas d'une hospitalisation simple

En médecine ou en psychiatrie :
- prise quotidienne et tracé des courbes de la pression artérielle, de la température ;
- surveillance de l'état général ;
- pesée quotidienne et tracé de la courbe de poids ;
- surveillance « autour » de la nourriture, avant, pendant et après les repas ;
- surveillance de l'apparition de troubles somatiques : déshydratation, troubles circulatoires, troubles digestifs ;
- surveillance de l'apport hydrique (pas plus de 1,5 L par jour) ;
- mise en œuvre du contrat de soins.

Contrat de soins

Il est fonction du poids à l'arrivée, ainsi que du rapport poids-taille. Il est rédigé en salle le premier jour de l'hospitalisation avec les parents, l'adolescente, le médecin, l'infirmier. À tout moment, les parents ou l'adolescente peuvent rompre le contrat, ce qui entraîne une sortie contre l'avis médical.
On commence par déterminer le poids d'entrée : 30 kg, par exemple. Avec pour conséquences :
- pas de visite, de téléphone, de courrier ;
- pas de sorties éducatives ;
- pas d'activités intérieures et extérieures.

À l'atteinte d'un poids moyen : 38 kg, par exemple, on autorise :
- visites, téléphone, courriers ;
- sorties éducatives ;
- activités intérieures et extérieures.

À l'atteinte du poids de sortie : 46 kg, par exemple, on poursuit pendant deux semaines de stabilisation avec une pesée une fois par semaine, le même jour (référence : le jour d'entrée), le matin avant le petit déjeuner.
Puis on rédige le type de contrat proposé p. 28.

Soins relationnels

Il est important d'impliquer le patient dans le cadre thérapeutique établi, de favoriser une relation de confiance, pour éviter que l'infirmier ne soit perçu comme un ennemi ou un complice des parents, d'adopter des attitudes chaleureuses empreintes d'empathie tout en restant ferme, de ne pas porter de jugement.
Il faut veiller au respect du contrat établi, et ce de part et d'autre :
- en se référant au contrat ;
- en respectant l'isolement sans pour autant délaisser la personne ;
- en encourageant le patient dans ses progrès.

Il faut également :
- discuter du sens latent de l'utilisation de laxatifs, de diurétiques, ou de comportements de vomissements ;
- envisager des changements de comportement alimentaire à partir des habitudes de vie du patient ;
- parler avec le patient de la façon dont il perçoit son corps ; ne pas contester ses perceptions ; l'amener à réfléchir sur ses représentations culturelles de la féminité (à partir d'un support de magazines avec des photos de mannequins) et à s'exprimer quant à sa perception du corps des autres ;

- arriver à une prise de conscience de la relation nourriture/plaisir en fonction de l'évolution du poids ;
- viser à la renarcissisation de la patiente (vêtements, coiffure, maquillage) ;
- développer la prise en charge de l'hygiène corporelle.

- **Affectivité bloquée**
- **Amaigrissement**
- **Aménorrhée**
- **Anorexie**
- **Déni**
- **Dysmorphophobie**
- **Hyperactivité**
- **Surinvestissement intellectuel**

NOM : Date d'entrée :

CONTRAT

POIDS À L'ENTRÉE À L'HÔPITAL : … Kg

SURVEILLANCE DU POIDS LE….., ……, ET LE……

POIDS INFÉRIEUR À … Kg
Activités éducatives et entretiens médicaux.
Pas de visite.
Pas de contact téléphonique.
Pas de sortie dans le parc.
Pas de permission.

POIDS COMPRIS ENTRE … Kg et … Kg
Activités éducatives et entretiens médicaux.
Visites des parents autorisées (selon une fréquence fixée en entretien).
Contacts téléphoniques autorisés.
Sorties dans le parc accompagnées autorisées.
Autorisation des sorties dans le parc non accompagnées non systématique : à déterminer par le médecin en fonction de l'état de santé psychique du patient.
Pas de permission.

POIDS COMPRIS ENTRE … Kg et … Kg
Activités éducatives et entretiens médicaux.
Visites des parents autorisées (selon une fréquence fixée en entretien).
Contacts téléphoniques autorisés.
Sorties dans le parc accompagnées autorisées.
Autorisation des sorties dans le parc non accompagnées non systématique : à déterminer par le médecin en fonction de l'état de santé psychique du patient.
Permissions du week-end autorisées : la durée (1 à 2 journées) en sera fixée en entretien.

POIDS SUPÉRIEUR À … Kg
Correspond au poids à partir duquel une sortie de l'hôpital pourra être envisagée. La décision d'une sortie éventuelle sera prise par le médecin en fonction de l'état de santé psychique du patient.

Notes

vous devez savoir faire...

Actes infirmiers

- Effectuer l'entretien d'accueil.
- Assurer une hygiène et un équilibre alimentaires adaptés à la personne.
- Vérifier l'hygiène corporelle.
- Surveiller l'élimination intestinale et urinaire.
- Préparer et surveiller le repos et le sommeil.
- Apprécier les principaux paramètres servant à la surveillance de l'état de santé du patient (température, pouls, pression artérielle).
- Observer les troubles du comportement.
- Organiser et animer des activités à visée sociothérapique.

Diagnostics infirmiers prévalants

- Risque d'excès nutritionnel.
- Perturbation de l'image corporelle.
- Anxiété.

...donc vous devez savoir :

Connaissances requises

- Être au fait des éléments d'épidémiologie de la boulimie.
- S'informer sur les facteurs d'étiologie : facteurs psychologiques, socioculturels, familiaux.
- Citer les facteurs favorisant le déclenchement des accès boulimiques.
- Citer les différentes phases constitutives de l'accès boulimique.
- Décrire les signes cliniques de l'accès boulimique et des conduites boulimiques.
- Distinguer la boulimie d'autres troubles alimentaires (dysphagie, grignotage, hyperphagie, chocolatomanie...).
- Connaître l'évolution et le pronostic de la boulimie.
- Connaître les traitements de la boulimie.

Boulimie

Définition

La boulimie est une débauche alimentaire épisodique accompagnée de la peur de ne pouvoir s'arrêter volontairement de manger. C'est un acte de suralimentation excessive non contrôlé, se répétant régulièrement.

Épidémiologie

La boulimie est devenue un problème de santé publique : 2 % de la population féminine occidentale est atteinte de boulimie.

La boulimie est moins fréquente chez les hommes (1 seul homme pour 6 femmes). Les troubles apparaissent vers 19-30 ans.

Chez les adolescents, la boulimie atteint 8 à 10 % des sujets. Elle est plus fréquente que l'anorexie des adolescents.

La moitié des sujets anorexiques présentent des épisodes boulimiques.

Personnalité

La boulimie est plus fréquente chez les sujets à personnalité limite ou *border line*, ainsi que chez les dépressifs. Les accès boulimiques surviennent souvent à la suite de séparations présentant des formes variables : deuil, rupture sentimentale ou professionnelle, etc.

Sémiologie clinique

L'accès boulimique se décompose en plusieurs phases :

- un besoin impérieux de consommer rapidement des aliments surtout à haute valeur énergique. Ce besoin est précédé d'un état d'irritabilité et d'angoisse ;
- la surconsommation alimentaire se fait avec voracité, parfois sans mastication, dans un laps de temps court, de 30 minutes maximum, et souvent en cachette de l'entourage ;
- la fin de l'accès boulimique se produit lorsque le sujet ressent des douleurs abdominales, des nausées, des céphalées ; ces troubles s'accompagnent d'un sentiment de mépris, de honte, de culpabilité.

Cet accès boulimique peut être suivi par une alcoolisation et/ou des vomissements provoqués ou par un endormissement.

Causes

Selon la théorie psychanalytique, la boulimie s'inscrit dans une dimension d'auto-sabotage. L'accès boulimique a valeur « d'acte anti-pensée » qui écarte toute représentation mentale du conflit psychologique présent. Au cours des accès boulimiques, le sujet « se remplit » de sensations physiques et maîtrise toute émotion. Il instaure une relation de l'ordre de la dépendance.

Examen

Il consiste principalement dans l'entretien avec le patient.

Diagnostic médical

Il repose sur la mise en évidence :

- d'accès répétitifs de boulimie, au moins deux par semaine ;
- de la perte de contrôle de soi ;
- de vomissements provoqués ;
- de périodes d'exercices physiques intensifs pour perdre du poids.

Diagnostics différentiels

On distingue la boulimie des conduites boulimiques.

Les **conduites boulimiques** – sensation de faim intense, suivie d'une grande absorption de nourriture – se retrouvent dans :

- les accès maniaques ;
- les schizophrénies ;
- les arriérations mentales ;
- certaines personnalités limites ou *border line* ;
- certaines personnalités névrotiques présentant une fixation au stade oral.

Elles peuvent être également liées à des causes organiques :

- tumeur cérébrale (frontale) ;
- épilepsie partielle ;
- syndrome démentiel ;
- endocrinopathie.

Traitement

Hospitalisation

Elle est rare. Elle ne trouve son indication que lorsque le sujet présente un syndrome dépressif important, une résistance au traitement ambulatoire ou des accès boulimiques trop importants.

Traitement ambulatoire

Il consiste en la prescription d'antidépresseurs sérotoninergiques, tels que la fluvoxamine (Floxyfral®, jusqu'à 300 mg par jour en une ou deux prises, lors des repas), la fluoxétine (Prozac®, de 20 à 60 mg par jour en une prise matinale).

La sérotonine est un frein dans les troubles des conduites alimentaires.

Traitement psychothérapique

On peut choisir entre :

- la thérapie comportementale : l'objectif est de traiter l'attitude du patient vis-à-vis de la nourriture, de lui réapprendre à s'alimenter de façon diversifiée et en quantité normale ;
- la relaxation : certaines méthodes de relaxation (méthode de Schultz, d'inspiration analytique, etc.) favorisent la diminution de l'anxiété en relation avec les conduites alimentaires ;
- la thérapie cognitive : elle est associée à la thérapie comportementale et permet une restructuration des conduites alimentaires ;
- la psychothérapie analytique : elle favorise l'élaboration des conflits psychologiques. C'est un traitement au long cours, indiqué surtout en cas d'alternance d'anorexie et de boulimie.

Sociothérapie

La participation à un atelier d'expression vise à diminuer l'angoisse du sujet et à valoriser sa créativité.

Prise en charge infirmière

Soins techniques

Ils consistent à :

- surveiller la température, la pression artérielle, le pouls ;
- peser régulièrement le patient et établir la courbe de variation du poids ;
- inciter le patient à boire 2 litres d'eau par jour.

Soins relationnels

Permettre au patient de verbaliser ses sentiments, ses émotions à l'approche d'un accès boulimique, lui permettre de repérer et de décrire ces situations :

- à quel moment de la journée cela se produit-il ?
- où ?
- dans quel contexte ?
- quelles sortes d'aliments sont alors ingérés ?

Encourager le patient à demander de l'aide lors de la survenue de sensations de faim, d'angoisse ou d'irritabilité. Lui faire prendre conscience du lien sadomasochiste qu'il entretient avec la nourriture, avec son corps. Favoriser l'expression de sa peur de grossir et de perdre le contrôle de lui-même. Trouver avec lui des stratégies d'évitement palliant les épisodes boulimiques (relaxation, fuite de la solitude...). Lui conseiller de tenir un journal, d'y noter tout ce qui concerne ses épisodes boulimiques pour les authentifier, pour avoir recours à d'autres comportements. Noter également les circonstances de mieux-être pour en prendre conscience.

Soins éducatifs

Corriger les idées erronées concernant les conduites alimentaires à l'aide de conseils diététiques et nutritionnels (fascicules de rations alimentaires), faire appel à une diététicienne. Valoriser les attitudes ainsi que les initiatives positives permettant un renforcement de l'image de soi.

Soins sociothérapiques

Proposer des activités à visée sociothérapiques en vue d'établir des liens avec autrui.

Proposer des ateliers d'expression en vue de diminuer l'anxiété et de favoriser une dimension créative.

Proposer des activités sportives, des séances de relaxation, de yoga, d'exercices respiratoires.

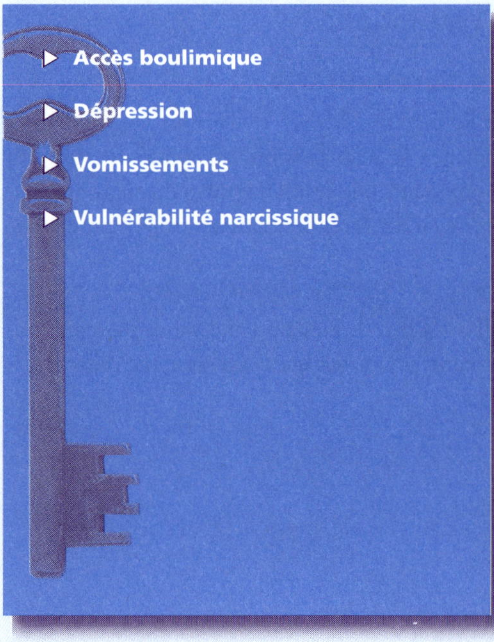

Notes

vous devez savoir faire...

Actes infirmiers

- Identifier la substance en cause.
- Repérer les symptômes de sevrage.
- Aider le toxicomane à verbaliser ses angoisses.
- Identifier le réseau de soutien familial et obtenir sa participation.
- Éduquer le patient toxicomane en matière d'hygiène.
- Évaluer les conséquences sociales de la toxicomanie et encourager le patient à établir de nouvelles relations.
- Faire participer le patient à son propre traitement.
- Déterminer les risques d'overdose.

Diagnostics infirmiers prévalants

- Anxiété liée au effets du syndrome de sevrage.
- Risque de violence envers soi et envers les autres découlant de la perturbation de la dynamique familiale.
- Peur due à l'altération des perceptions provoquée par l'intoxication.
- Altération des opérations de la pensée résultant des effets de la drogue sur les capacités cognitives.
- Perturbation du concept de soi découlant d'un mode de vie inadapté.
- Risque d'infection lié à l'utilisation du matériel contaminé.
- Sentiment d'impuissance dû à la pharmacodépendance.
- Stratégies d'adaptation individuelle inefficaces liées à un mode de vie inadapté.
- Stratégies d'adaptation familiale inefficaces : soutien compromis par un mode de vie axé sur la drogue.
- Perturbation des interactions sociales résultant de comportements inadéquats lors de la consommation de drogue.

...donc vous devez savoir :

Connaissances requises

- Définir :
  - toxicomanie ;
  - pharmacodépendance ;
  - tolérance ;
  - dépendance psychique ;
  - dépendance physique.
- Citer les facteurs de risque de la toxicomanie.
- Caractériser la personnalité du toxicomane.
- Connaître les différentes substances les plus couramment utilisées et leurs effets lors de l'intoxication aiguë et de l'intoxication chronique.
- Citer les risques médicaux encourus par les toxicomanes.
- Décrire le syndrome de sevrage.
- Connaître la législation française en matière de toxicomanie.
- Citer les éléments de la prise en charge des toxicomanes :
  - cure de sevrage ;
  - traitements de substitution ;
  - postcure.
- Participer à la lutte contre le Sida.
- Participer à la prévention de la toxicomanie.

Définitions

Toxicomanie

État d'intoxication de l'organisme par des substances toxiques entraînant un état de dépendance physique et psychique à l'égard de leurs effets.

Pharmacodépendance

Terme retenu par l'OMS en 1969 pour remplacer celui de toxicomanie. État psychique et physique, résultant de la prise d'une drogue, caractérisé par une modification du comportement comprenant un besoin compulsif de reprendre cette drogue afin d'éprouver les mêmes effets et parfois d'éviter les effets du sevrage. Il peut y avoir accoutumance.

Dépendance psychique ou accoutumance

État mental caractérisé par une impulsion à prendre une drogue dans le but d'en retirer un plaisir ou d'annuler une tension.

Tolérance

Besoin d'augmenter les doses d'une substance toxique pour obtenir les mêmes effets.

Dépendance physique

État de l'organisme exigeant l'apport régulier d'une substance toxique. Cette dépendance associe tolérance et syndrome d'abstinence lors de la privation.

Manque

Souffrance physique et psychologique consécutive à la privation de drogue chez le sujet dépendant

Épidémiologie

Selon une enquête réalisée en 1990 par l'INSERM (Institut national de la santé et de la recherche médicale), 74 % des drogués sont des hommes, dont :

- 17 % âgés de 15 à 19 ans ;
- 39 % de 20 à 24 ans ;
- 29 % de 25 à 29 ans ;
- 15 % de 30 ans et plus ;
- 71 % sont célibataires ;
- 45 % d'entre eux habitent chez leurs parents.

La population la plus touchée est constituée par les hommes de 20 à 25 ans.

On évalue la proportion de femmes toxicomanes à une pour deux toxicomanes hommes.

Tous les milieux socioprofessionnels sont touchés. Néanmoins, l'enquête révèle que plus le niveau d'études est bas, plus le pourcentage de toxicomanes est élevé. Depuis plusieurs années, on constate que la drogue a atteint les banlieues et les milieux défavorisés et est même devenue « l'expression de la misère et de l'exclusion ».

Les drogues les plus souvent consommées sont, par ordre décroissant : le cannabis, l'héroïne, les médicaments, la cocaïne, la polytoxicomanie qui associe au produit habituel l'alcool et les médicaments.

La drogue coûte cher. Ceci conduit certains toxicomanes à des comportements antisociaux : vols, violence, prostitution, trafics en tous genres, pour se procurer l'argent nécessaire à l'achat de drogue.

En France, le nombre de toxicomanes est estimé

actuellement à 150 000, l'âge de début de la toxicomanie se situant entre 17 et 23 ans, et 50 % d'entre eux associent leur consommation de drogue à l'alcool.

Différentes toxicomanies

Parmi les substances utilisées, les plus répandues sont le cannabis et l'héroïne.
Plusieurs classifications existent (*tab. 4 et 5*).
Depuis 15 ans, les modes de consommation de ces différentes drogues ont beaucoup changé. L'usage récréatif, circonstanciel, du cannabis et de l'héroïne est fréquent chez l'adolescent. Les polytoxicomanies et l'usage de l'alcool comme produit de remplacement ou en association avec de la drogue augmentent régulièrement.

Opiacés

Ce sont l'opium et ses dérivés, morphine, héroïne, codéine, méthadone, qui sont des analgésiques, des narcotiques.

Opium

C'est un suc végétal extrait de la capsule du pavot. Il peut être fumé ou injecté.

Morphine

C'est un alcaloïde extrait de l'opium et utilisé sous forme injectable (IV).

Héroïne

→ Caractéristiques

Elle est dérivée de la morphine par une manipulation chimique et se présente sous forme de poudre blanche ou brune (mélangée avec de la caféine). Elle est principalement consommée sous forme injectable, par voie intraveineuse, mais peut aussi être inhalée ou fumée. L'héroïne est le produit le

Tableau 4 : Classification des produits utilisés.

Groupe	Action psycho-pharmacologique	Produits
Euphorica (stupéfiants)	Effet analgésique Diminution des réactions émotives et des perceptions Maintien ou diminution de la conscience vigile État de béatitude psychologique	Opium Morphine Héroïne Cocaïne Codéine
Phantastica (hallucinogènes)	Troubles des perceptions à type d'illusions, d'hallucinations Modifications de l'affectivité et de l'humeur Altération du contenu et du cours de la pensée Troubles de la conscience vigile	Chanvre indien (cannabis) Peyotl LSD Mescaline Psilocybine Amanite
Excitantia (stimulants, excitants)	Stimulation de la vigilance Excitation intellectuelle psychologique et motrice	Café, thé, camphre, tabac, bétel, khat Amphétamines Ecstasy
Hypnotica (hypnotiques et tranquillisants)	Sommeil artificiellement induit	Chloral, véronal Autres hypnotiques (nombreux)

Tableau 5 : Autre classification des produits toxiques.

Produits sédatifs (psycholeptiques)	Opiacés	Opium - Dérivés de l'opium (morphine, codéine, héroïne) Morphiniques de synthèse (Dolosal®, Palfium®, etc.)
	Barbituriques	Pentobarbital Amobarbital Sécobarbital
	Hypnotiques non barbituriques et tranquillisants	Benzodiazépines
Produits stimulants (psycho-analeptiques)	Amphétamines et dérivés	Fénétylline (Captagon®) Fénozolone (Ordinator®) Prolintane (Promotil®) Anorexigènes (Dinintel®)
	Cocaïne	Crack, ecstasy
	Autres	Café, tabac
Produits perturbant l'activité mentale (psychodysleptidiques)	Cannabis (chanvre indien)	Haschich Chira Marijuana, kif, ganga, grifa
	Autres hallucinogènes	LSD 25 Peyotl Mescaline Psilocybine
	Phencyclidine (ou PCP)	« Poudre d'ange » ou « Crystal »
	Solvants organiques	Éther Trichloréthylène Colles avec acétone ou toluène
	Atropiniques	Emploi de l'Artane®
	Alcool	

plus dangereux à brève échéance (mort par overdose), à échéance moyenne (délinquance, dégradation psychologique) et à longue échéance (troubles physiques et mentaux, désinvestissement social). La consommation d'héroïne est le type même de la toxicomanie qui entraîne rapidement accoutumance et dépendance. L'héroïne n'est disponible que de façon clandestine. Le coût journalier de la quantité consommée dépasse les 1 000 francs. Dans la majorité des cas, la vie s'organise essentiellement autour de la recherche du produit, avec pour corollaires le vol, la prostitution, la délinquance. La vie sociale, familiale et professionnelle se dégrade considérablement.

En France, il y aurait plus de 100 000 toxicodépendants utilisant la voie intraveineuse.

➡ Clinique : intoxication aiguë

L'héroïne est surtout utilisée par voie IV. L'effet immédiat recherché par l'héroïnomane est une sensation de plaisir intense, d'euphorie appelée le

« flash ». Mais le manque suit, 6 à 8 heures plus tard, avec somnolence, apathie, altération de l'attention et de la mémoire, myosis important, puis bradycardie, hypotension, nausées, vomissements. Un autre effet recherché par l'héroïnomane est plus durable et plus intense avec un sentiment d'apaisement, de bien-être appelé la « lune de miel ». Les soucis, les difficultés, la souffrance sont gommés. Seul l'instant présent compte. Cet effet dure de 3 à 6 heures.

L'intoxication aiguë par overdose entraîne torpeur, asphyxie et œdème aigu du poumon. C'est l'indication en urgence du Nascan® en injection IV.

➡ Clinique : intoxication chronique

L'intoxication chronique s'accompagne le plus souvent de troubles :

- un myosis important très caractéristique ;
- une altération de l'état général (dénutrition, infections) ;
- des traces de piqûres sur les bras et les jambes ;
- des problèmes infectieux liés à l'absence totale d'hygiène (abcès au point d'injection, septicémie, hépatites virales B et C, Sida) ;
- des problèmes cérébraux (encéphalopathie) ;
- des complications pulmonaires (œdème aigu du poumon, pneumopathies) ;
- des complications rénales, digestives, cutanées ;
- des complications obstétricales (syndrome de manque du nouveau-né, souffrance fœtale qui peut être mortelle, prématurité. Il est à noter que les opiacés ne présentent en revanche pas de risque tératogène) ;
- une désinsertion sociale rapide (vols, prostitution, trafics illégaux, incarcération) ;
- un syndrome amotivationnel ;
- un état de manque douloureux et difficilement supportable (douleurs abdominales, lombaires et des membres) ;
- un tableau pseudo-grippal (rhinorrhée, frissons, élévation de la température) ;
- une mydriase ;
- des nausées, des vomissements, une diarrhée ;
- des tremblements ;
- une insomnie ;
- une agitation anxieuse ;
- une confusion.

Hallucinogènes et cannabis

Caractéristiques

Le cannabis est souvent considéré comme une drogue mineure, douce. Le cannabis provient du chanvre indien et est utilisé sous deux formes, la résine (le haschisch) et l'herbe (la marijuana ou le kif). Il est surtout consommé fumé, mais peut aussi être ingéré. Son usage est très répandu dans le monde entier. Bien souvent, il s'agit d'un usage occasionnel, sans phénomène de pharmacodépendance. En revanche, utilisé quotidiennement, le cannabis entraîne des comportements inadaptés et une dépendance psychique.

Clinique

➡ Intoxication aiguë

Les troubles dépendent de la quantité consommée :

- **à faibles doses**, le cannabis entraîne une stimulation sensorielle (visuelle, auditive et tactile), des illusions sensorielles, une intensification subjective des perceptions, une exaltation de l'humeur, une sensation de ralentissement du temps, d'accroissement des distances ;
- **à fortes doses**, il provoque des phénomènes hallucinogènes dont l'irréalité n'échappe jamais complètement au sujet, une dépersonnalisation, une déréalisation.

➡ Intoxication chronique

À long terme, le cannabis entraîne des troubles chroniques, notamment une diminution des capacités, une altération de la santé physique, une dégradation intellectuelle et sociale avec syndrome amotivationnel. Il peut également provoquer d'autres complications, comme une psychose aiguë avec surtout un tableau dissociatif.

À noter également le risque d'escalade vers des drogues majeures qui se produit essentiellement de façon précoce chez un sujet jeune. Ce risque est à attribuer à la situation problématique de l'adolescent et non à une vertu particulière du cannabis.

Cocaïne

Caractéristiques

La cocaïne est un alcaloïde extrait de la feuille de coca. Elle est généralement prisée ou inhalée, « sniffée », mais elle peut aussi être injectée par voie intraveineuse ou sous-cutanée. Depuis 1984, en Amérique du Nord, une autre forme de cette drogue est utilisée : le crack. Plus facile à se procurer, moins cher, plus actif mais beaucoup plus dangereux, le crack est un mélange de chlorhydrate de cocaïne, de bicarbonate de soude et d'eau. Il est chauffé et, en se refroidissant, il durcit. Il est alors consommé, fumé dans des pipes.

Clinique

La prise de cocaïne produit des effets immédiats, en particulier une exaltation rapide, suivie d'un effondrement, une irritabilité, une idée de persécution, une dépression, une anxiété, une angoisse profonde avec besoin pressant de recommencer, une dépendance rapide et des troubles physiques intenses (respiration bruyante, crachements de sang, accélération du rythme cardiaque, arythmies, convulsions pouvant entraîner la mort).

Amphétamines

Caractéristiques

Les amphétamines sont des psychostimulants. Les produits utilisés sont les amphétamines elles-mêmes et leurs dérivés tels que le Maxiton®, l'Ordinator® et les anorexigènes comme le Moderatan® ou le Dinintel®. Depuis quelques années, les amphétamines ont été retirées de la pharmacopée et du commerce ; ainsi leur consommation a nettement diminué. Cependant, certains sportifs continuent de les employer. Les anorexigènes amphétaminiques entraînent de véritables toxicomanies, principalement féminines. Les usagers consomment souvent d'autres substances en association : alcool, sédatifs, hypnotiques et anxiolytiques, principalement pour neutraliser les effets pénibles des amphétamines. Ces produits se consomment par voie orale ou intraveineuse.

Clinique

Intoxication aiguë

En cas d'intoxication aiguë, les effets des amphétamines sont les suivants :

- hypervigilance ;
- puissance intellectuelle ;
- hyperactivité avec disparition de la fatigue.

Ces symptômes sont recherchés par le toxicomane car vécus comme agréables. Mais ces produits entraînent aussi des troubles :

- une anorexie ;
- des symptômes physiques (hypertension artérielle, tachycardie, mydriase importante, nausées, vomissements, diarrhée, frissons, insomnie complète) ;
- une anxiété importante ;
- une confusion ;
- une exaltation hypomaniaque ;
- des complications délirantes aiguës quand l'intoxication est massive (délire paranoïde avec idée de persécution, agitation psychomotrice agressive et anxieuse, thymie dépressive à la sédation de ces symptômes.

Intoxication chronique

À long terme, les effets sont variés :

- des troubles somatiques (amaigrissement, troubles chroniques du sommeil, troubles digestifs, nerveux et généraux avec possibles convulsions) ;
- un état de subconfusion mentale chronique dû aux troubles du sommeil et de l'alimentation ;
- l'apparition d'une psychose amphétaminique (délire paranoïde avec mécanisme interprétatif, hallucinatoire et thème de persécution : « effet paranoïde »). Le sujet se sent surveillé, poursuivi.

Sous traitement, ces tableaux sont réversibles.

Barbituriques et tranquillisants

Caractéristiques

La France est actuellement en tête de la consommation mondiale de tranquillisants. Un arrêté ministériel du 7 octobre 1991 limite désormais à 4 semaines la durée de prescription de certains hypnotiques. Les toxicomanes utilisent généralement ces médicaments en association à d'autres substances. Cependant, chez les névrosés d'âge mûr et chez les professionnels de la santé, ils sont utilisés de façon isolée.

Clinique

Intoxication aiguë

Elle peut se manifester par l'ivresse barbiturique, qui se signale par une euphorie, une logorrhée, une désinhibition psychomotrice, une incoordination motrice.

Quand l'intoxication est massive (surdosage), le sujet entre dans un état confuso-onirique suivi de coma et d'une dépression respiratoire qui peut être mortelle.

Intoxication chronique

Elle se manifeste par :

- un état confusionnel ;
- une détérioration intellectuelle ;
- une instabilité thymique.

Risques cliniques des toxicomanies

Les risques encourus par les utilisateurs de substances toxiques dépendent de plusieurs facteurs, d'une part les **doses** et la **fréquence** d'utilisation des substances et, d'autre part, l'**association** ou non de plusieurs substances qui potentialisent leurs effets. En outre, les produits ajoutés aux substances entraînent un certain nombre de risques allant jusqu'à la mort par surdosage. Des complications médicales et des accidents graves peuvent survenir par surdosage ou à cause des produits de coupage (strychnine, amidon, talc, lessive...).

Le mode d'absorption a aussi une incidence. On sait que la voie intraveineuse est la plus dangereuse à cause du risque d'infection et de propagation de virus. Chez les héroïnomanes, les principaux problèmes médicaux sont d'ordre infectieux et surtout dus au défaut d'asepsie au moment de l'injection, ainsi qu'à la diminution des systèmes de défense de l'organisme ; 90 % des toxicomanes ont rencontré le virus de l'hépatite B ou C, plus de 30 % sont contaminés par le virus du Sida.

Les infections bactériennes sont également nombreuses, surtout au niveau cutané et sous-cutané avec nécrose au site d'injection. Des infections ostéo-articulaires se rencontrent également souvent, de même que des endocardites. Les infections d'origine dentaire sont fréquentes. Des septicémies se rencontrent parfois. Enfin la sensibilité individuelle a aussi une influence sur les risques encourus.

Syndrome de sevrage

L'organisme humain sécrète en permanence des endorphines, substances chimiques qui entrent en action pour freiner la douleur. Elles agissent au niveau des synapses et se fixent sur les sites récepteurs de l'endorphine. Certaines drogues, l'héroïne en particulier, se substituent à l'action de l'endorphine, mais avec des effets beaucoup plus puissants. Ainsi l'héroïnomane ne ressent plus ni douleur, ni tension, ni besoin élémentaire, comme la faim, le froid ou la soif.

L'héroïne, progressivement, remplace l'endorphine que l'organisme arrête alors de produire. Ceci constitue la raison pour laquelle l'héroïnomane qui ne peut se procurer de drogue ressent un état douloureux pendant 4 à 5 jours : c'est l'**état de manque** ou **syndrome de sevrage.**

Overdose ou surdosage

C'est une urgence majeure. Plusieurs causes peuvent en être à l'origine :
- il peut s'agir de la prise d'une dose quantitativement inhabituelle ou beaucoup moins « coupée » ;
- fréquemment, c'est le produit de coupage lui-même qui est responsable de l'overdose, pouvant entraîner des chocs anaphylactiques allergiques ;
- une autre cause est la mauvaise solubilité de certains additifs comme le talc ou l'amidon dans l'organisme, qui entraîne des granulomes encéphaliques, hépatiques ou pulmonaires parfois mortels ;
- enfin une autre raison de surdosage est l'association à une autre substance, comme l'alcool ou les psychotropes qui potentialisent les effets du produit habituel.

L'overdose se manifeste par les phénomènes suivants :
- perte de conscience ;
- détresse cardio-vasculaire ;
- troubles respiratoires à type de dépression ventilatoire.

Une réanimation en urgence s'impose.

Personnalité

Le toxicomane se situe entre le malade et le délinquant. Il n'existe aucune structure de personnalité propre à la toxicomanie. Mais elle représente le symptôme d'un mal de vivre, d'une souffrance. Une pharmacodépendance, quelle que soit la substance utilisée, peut se développer sur n'importe quel type de structure mentale.

On distingue quatre grands types de personnalités toxicomaniaques.

Structures psychotiques

Elles vont du sujet schizoïde introverti et bizarre au véritable trouble schizophrénique. Cette catégorie regroupe environ 10 % des toxicomanes.
Le plus souvent, ces sujets ne se présentent pas comme de vrais toxicomanes et l'usage de drogue passe au second plan derrière les troubles de la personnalité.

Structures névrotiques

Elles sont beaucoup plus rares, bien que les statistiques soient pratiquement inexistantes. Ici, la toxicomanie apparaît compulsive. Le sujet lutte contre ses tendances toxicophiliques. Il ne semble pas y avoir de structure névrotique bien organisée. Il s'agit, la plupart du temps, d'une toxicomanie survenant après 25 ans. Ces toxicomanes, bien qu'utilisant des drogues aux effets sévères, ne sont guère inquiétants sauf pour leur entourage immédiat. Ils sont relativement bien insérés et ouverts à une action psychothérapeutique.

Structures dépressives ou personnalités limites

Elles représentent actuellement une part importante des toxicomanies. Elles sont caractérisées par une importante immaturité affective qui empêche le sujet de se structurer solidement sur un mode névrotique ou psychotique. Il ne parvient pas à sortir d'une crise d'adolescence qui se poursuit parfois sa vie entière. Ce sont des individus mal structurés, influençables, insatisfaits, sans goût particulier. Ils ont une grande dépendance à l'égard de leur groupe de semblables, à cause de l'importance de leur angoisse intérieure et de leur peur de l'isolement.

Structures psychopathiques

Ce sont les plus représentées et les plus typiques. Cette personnalité est caractérisée par l'impulsivité, la dysphorie, l'instabilité, les troubles du caractère et du contact, la marginalité, la délinquance. Leur biographie est émaillée de ruptures, de passages à l'acte répétés et de démêlés fréquents avec les structures sociales établies.

Traits communs à ces différentes personnalités

Un certain nombre de constantes peuvent être dégagées :
- la régression orale : l'incorporation destructrice n'entraîne qu'un bénéfice narcissique minime ;
- le masochisme : les pulsions hostiles sont autodestructrices ;
- la dépression, la dysthymie ;
- l'impulsivité résultant de l'incapacité à supporter l'angoisse ;
- la faiblesse du Moi avec troubles de l'identification ;
- la pauvreté de la sexualité génitale et la difficulté d'accès à des relations amoureuses stables.

Causes de la prise de toxiques

Elles sont d'ordre familial, psychologique et social.

Causes familiales

Certains sujets ont connu des carences affectives précoces, ont été abandonnés, placés de façon non stable. Certains parents ont eu des attitudes surprotectrices favorisant la dépendance. On retrouve aussi, fréquemment, la dissociation du couple parental, un alcoolisme chez le père, l'abus de psychotropes chez la mère.

Causes psychologiques

Des difficultés précoces d'adaptation sont souvent rencontrées, à l'école tout d'abord (fugues, échecs scolaires), dans le milieu du travail ensuite (accidents).

Causes sociales

Le nombre d'exclus de la société actuelle augmente de plus en plus en raison du chômage, des problèmes de logement, de l'échec scolaire. Les jeunes, essentiellement dans les banlieues, ont des difficultés à se projeter dans un avenir de plus en plus incertain. Certains se marginalisent et ont recours à la violence hétéro ou auto-agressive. La société est en crise : crise des valeurs, des structures, quelles qu'elles soient.

Examens

Les examens à effectuer lors de la prise en charge d'un toxicomaniaque sont :
- un bilan infectieux (examen clinique, sérologique) ;
- un bilan somatique ;
- une biographie détaillée.

Diagnostic médical

Il se fait sur la clinique. Reportez-vous aux paragraphes traitant des différentes formes cliniques des toxicomanies.

Traitement

Cadre médico-légal du traitement

Législation française en matière de toxicomanie

La loi du 31 décembre 1970 relative « aux mesures sanitaires de lutte contre la toxicomanie et à la répression du trafic et de l'usage illicite de substances vénéneuses » marque un net progrès par rapport à la législation antérieure, qui insistait surtout sur l'aspect répressif, mais elle ne fait plus de distinction entre l'usage en société et l'usage privé. Tout usage devient un délit mais l'usager de produits illicites est mis devant un choix :

- soit suivre un traitement médical, c'est l'**injonction thérapeutique** ;
- soit subir les sanctions prévues par la loi.

Cette loi a été légèrement modifiée par les lois du 17 janvier 1986 (sur les « petits dealers »), du 31 décembre 1987 (sur le blanchiment de l'argent) et du 14 novembre 1990 (sur la confiscation des biens provenant du trafic). À noter que le nouveau Code pénal entré en vigueur le 1er mars 1994 accentue encore la répression. Certains délits deviennent des crimes et le trafic organisé est sanctionné de réclusion à perpétuité.

Peines

Les peines encourues par les toxicomanes sont détaillées dans le *tableau 6*.

Ces dispositions se sont révélées inappropriées pour les usagers occasionnels, qu'elles assimilent à des toxicomanes véritables. Aussi, la circulaire du 12 mai 1987 recommande que l'usager occasionnel ne fasse l'objet que d'un simple avertissement.

Injonction thérapeutique

La peine encourue par l'usager de drogue qui ne se livre pas au trafic peut être remplacée par une obligation de soins. S'agissant d'une première infraction, le procureur ne peut pas poursuivre l'intéressé s'il fournit un certificat médical établissant qu'il s'est soumis à une cure de désintoxication ou à une surveillance médicale. Si l'usager accepte l'injonction, le procureur en informe l'autorité sanitaire (la DDASS), qui fait procéder à une enquête sur la vie familiale, professionnelle et sociale de l'intéressé et à un examen médical. Le refus ou l'interruption du traitement expose l'intéressé au déclenchement des poursuites.

Traitement volontaire

Pour les toxicomanes qui se présentent spontanément dans un centre spécialisé ou un établissement

Tableau 6 : Peines encourues par les toxicomanes.

	Peine d'emprisonnement	Montant de l'amende
Répression de l'usage	2 mois à 1 an	500 à 15 000 F
Répression du trafic Vente	1 à 5 ans	500 à 500 000 F
Import/Export Fabrication	10 à 20 ans	5 000 à 50 000 000 F
Ordonnance fictive Facilitation d'usage	2 à 10 ans	5 000 à 50 000 000 F

hospitalier, les soins sont **gratuits** et pris en charge par l'État. S'il en fait la demande, le toxicomane peut bénéficier de l'anonymat. Cet anonymat pourra être levé pour la répression de délits autres que l'usage illicite de drogue.

Structures de soins

Un dispositif sanitaire a été mis en place par l'État, créant des structures de soins spécialisés (centres de soins spécialisés) et des structures d'accueil (placement familial spécialisé, appartement thérapeutique). Cependant, les lieux qui accueillent les personnes toxicomanes sont très variés : centres d'accueil, associations, services d'urgence médicale, secteurs psychiatriques, centres de postcure, services sociaux. L'accueil et l'orientation doivent prendre en compte les caractéristiques essentielles des conduites addictives, à savoir :

- la souffrance psychique qui ne peut, le plus souvent, s'exprimer directement ;
- la demande de soins qui est rarement précise et durable ;
- la recherche par l'individu de la satisfaction immédiate dans la relation à l'autre.

Traitement par la cure de sevrage

Sevrage

Il consiste en la prise d'un médicament antihypertenseur, la clonidine (Catapressan®). La clonidine se fixe sur les récepteurs de l'endorphine et est prescrite pour une durée d'environ 7 jours, le temps que l'organisme produise à nouveau ces endorphines. Le traitement peut aussi comprendre :

- des anxiolytiques si l'angoisse persiste ;
- des antalgiques en cas de douleurs résiduelles ;
- des antispasmodiques (Spasfon®) ;
- du Théralène® en cas d'insomnie.

Sevrage à l'hôpital

On sait aujourd'hui comment sevrer l'héroïnomane au niveau de la dépendance physique. Au préalable, il est important de lui proposer un contrat thérapeutique qui s'élabore entre l'équipe soignante et lui-même. La plupart du temps, le service n'accueille qu'un seul toxicomane par unité de soins. L'hospitalisation ne se fait pas en urgence, mais après plusieurs entretiens médicaux, afin d'engager une relation thérapeutique et de faire mûrir la demande.

Le toxicomane signe le contrat d'hospitalisation qui stipule qu'il restera hospitalisé 8 jours sans sortir, temps nécessaire à la disparition des troubles du syndrome de sevrage, et qu'il sera isolé de façon stricte des autres patients, de sa famille, de ses amis, afin d'éviter l'apport possible de substances.

Sevrage à domicile

Le médecin prescrit, pour une certaine période, des antalgiques, des spasmophiliques, des anxiolytiques. Ces prescriptions sont plutôt un support à l'entretien thérapeutique qu'un réel sevrage. Le patient reste dans son milieu, avec sa famille, ses amis, dans sa cité, mais un lien thérapeutique s'instaure progressivement et dans le but d'aboutir à une réelle envie de rupture par un sevrage en milieu hospitalier.

Postcure

Après le sevrage, la postcure tient une place essentielle dans le projet thérapeutique du toxicomane. Elle doit permettre une démarche psychothérapeutique et aider à la réinsertion professionnelle. Ainsi cette phase doit conforter les résultats de la cure par un soutien psychologique important mais, le toxicomane devra réapprendre à vivre et recouvrer une identité sociale.

Il existe trois types de structure.

Centres de postcure

On en dénombre environ soixante en France. Ils proposent des programmes visant à lutter contre la dépendance psychique, plus longue à disparaître que la dépendance physique. Ces programmes reposent sur le volontariat, l'acceptation des règles de vie en groupe et l'exclusion en cas de récidive avec usage de drogue.

Familles d'accueil

Au nombre de deux cents environ, elles offrent un environnement chaleureux et permettent un apprentissage de la vie collective. En outre, des formations peuvent être proposées, une initiation à un métier manuel ou des activités en plein air.

Appartements thérapeutiques

Pour ceux qui n'ont ni toit, ni famille, ou qui ont besoin de s'en éloigner, les appartements thérapeutiques permettent de franchir le pas vers l'autonomie après la cure et la postcure.

Traitements de substitution : la méthadone et le Subutex®

L'apparition du Sida et la contamination d'un nombre important de toxicomanes ont amené les pouvoirs publics à proposer une politique de réduction des risques, en favorisant la mise en place de traitements de substitution.

La méthadone et le Subutex® sont deux morphiniques ayant une longue durée d'action. De plus, ils n'ont pas d'effet euphorisant et sont caractérisés par l'absence de « flash ». Longtemps controversés, ces traitements sont prescrits dans tous les centres spécialisés depuis 1995 pour la méthadone et 1996 pour le Subutex®. Le patient dépendant moyen aux opiacés doit être actif dans son traitement de substitution. Il doit être volontaire et accepter les contraintes inhérentes à ce traitement.

Méthadone : effets secondaires

Après une prise en charge globale en centre spécialisé, lorsque le patient est suffisamment équilibré, un relais en médecine de ville est possible par un médecin formé. L'objectif du traitement reste l'abstinence. La durée d'action de la méthadone est d'environ 24 heures. La dose maximale conseillée est de 100 mg par jour. Le traitement prescrit par voie orale sur carnet à souches pour une durée maximale de 7 jours comporte des analyses urinaires, deux fois par semaine les trois premiers mois, puis deux fois par mois. Il faut savoir que la méthadone lève la pathologie psychiatrique, contrairement à l'héroïne qui l'étouffe.

Effets secondaires de la méthadone :

- la constipation ;
- la baisse de la libido ;
- l'hypersudation ;
- la perte de la vigilance ;
- une éruption cutanée.

La méthadone est contre-indiquée chez les sujets présentant une insuffisance respiratoire grave ou une hypersensibilité à la méthadone. Elle est à utiliser avec prudence chez tous les sujets à risque, âgés ou malades, présentant un asthme, une insuffisance respiratoire, rénale ou hépatique, une insuffisance surrénalienne, une hypothyroïdie, une hypertrophie prostatique, un diabète (présence de saccharose dans le sirop).

Subutex® (ou buprémorphine) : effets secondaires

Il crée une importante dépendance physique, et son arrêt brutal entraîne un manque qui survient

en quelques jours. Il a une durée d'action de 29 heures. Le syndrome de sevrage est retardé et moins intense qu'avec la méthadone. Le risque de surdosage est très faible. Il est utilisé en une, deux ou trois prises quotidiennes, par voie orale, suivant la prescription médicale. Il peut être prescrit par tout médecin traitant. La prescription se fait sur bon de carnet à souches pour une durée maximale de 28 jours. Il y a plusieurs dosages : 0,4 mg, 2 mg et 8 mg.
Évidemment, l'objectif final reste une vie sans dépendance, et la prise en charge du patient doit prendre en compte ses difficultés sociales, médicales et psychologiques. Il faut savoir que ce sont des traitements très longs, qui durent en moyenne deux à trois ans.

Traitements psychothérapiques

Psychothérapies

Individuelles ou de groupe, elles ont pour objectif de développer la maturité du patient toxicomaniaque.

Thérapies familiales

Plutôt de type systémique, elles ont pour finalité d'identifier les modes de communication dans les cellules familiales et de favoriser un nouveau réseau d'échange.

Traitement des complications

Le traitement médical est mis en place en présence de complications médicales, telles que la séropositivité HIV, une hépatite B ou C…
Enfin, l'assistante sociale facilite la réinsertion des patients dans la société et la rupture avec la marginalisation.

Prise en charge infirmière

Soins d'urgence au patient en surdosage

Soins techniques

L'infirmier doit discerner immédiatement le degré d'urgence de la situation et prendre toutes les mesures nécessaires au maintien de la vie de la personne :

- dégagement des voies respiratoires ;
- surveillance constante des signes vitaux toutes les 15 minutes, plus si besoin ;
- évaluation du niveau de conscience.

Il importe également de :

- maintenir une hydratation suffisante et pratiquer le bilan des entrées et des sorties ;
- préparer et administrer les traitements (Narcan®) pour une overdose d'héroïne ;
- préparer le matériel nécessaire au lavage gastrique ;
- ne rien administrer par voie orale.

Soins éducatifs

Lorsque le patient sera hors de danger, l'infirmier l'incitera à suivre une cure de désintoxication et l'invitera à se faire suivre médicalement.

➡ Pratiques de prévention des risques de « shoot »

Si le patient n'est pas encore prêt à cette démarche, l'infirmière l'informera des dangers qu'il encourt et lui expliquera que le « shoot » est une pratique à risques. L'infirmier doit avertir le patient des risques de Sida, d'hépatite B et C et lui expliquer les pratiques de prévention. Il lui précise que les seringues sont en vente libre (décret du 13 mai 1987), l'informe de l'existence des programmes de substitution, des programmes d'échanges de seringues (lieux où se font ces échanges) et lui rappelle que l'usage des préservatifs lors des relations sexuelles est primordial.

➡ Consignes d'hygiène et d'asepsie à respecter avant le « shoot »

L'infirmier informe le patient des consignes techniques, d'hygiène et d'asepsie avant et après le « shoot » pour réduire tout risque.

Avant le « shoot », le patient doit :

- se laver les mains ;
- désinfecter le point d'injection avec un tampon alcoolisé ;
- utiliser une seringue neuve et stérile par « shoot » et par personne ;
- utiliser un matériel d'injection (coton, cuiller, etc.) personnel et stérile ;
- choisir le pli du coude ou de l'avant-bras comme site d'injection ;
- conserver toujours une veine correcte de façon à pouvoir intervenir rapidement en cas de besoin.

L'infirmier conseillera au patient, à défaut de disposer de matériel stérile, de désinfecter son matériel à l'aide d'eau de Javel à 12 °Cl pendant 15 minutes et de le rincer avec de l'eau propre. Il lui communiquera les coordonnées des structures d'écoute, d'accueil, d'information, de conseil (le numéro vert de Drogue Info Service : 0 800 23 13 13, par exemple).

Soins lors d'une hospitalisation pour sevrage

Que l'hospitalisation soit décidée par injonction thérapeutique ou volontaire, la qualité de l'accueil est essentielle. L'infirmier veillera à créer un climat de confiance.

L'infirmier installe le patient seul dans une chambre, sans téléphone.

Il fait l'inventaire des effets personnels du patient (recherche de drogue) avec tact et fermeté.

Lors du premier entretien, il mesure la motivation du patient en tenant compte du cadre médico-légal de son traitement. Il l'incite à accepter son traitement, sa participation étant un élément essentiel.

Il lui soumet le contrat de soins élaboré en équipe multidisciplinaire :

- durée de l'hospitalisation ;
- absence de visite, de courrier, de téléphone ;
- consommation de drogue interdite.

Soins techniques

L'infirmier met en œuvre, parallèlement au sevrage :

- une réhydratation ;
- une renutrition ;
- une vitaminothérapie.

Si le patient est en mauvais état physique, l'infirmier surveille les constantes, établit une fiche de poids, surveille les effets du traitement et du sevrage.

Soins relationnels

La relation d'aide favorise l'expression des souffrances, des angoisses, des malaises et des difficultés, ainsi que la rupture avec le produit et l'environnement du patient. L'infirmier prépare le patient à sa sortie en organisant un suivi thérapeutique. C'est durant l'hospitalisation que la démarche relationnelle s'engage.

Techniques d'expression corporelle

L'infirmier propose au patient de participer à des séances de yoga, de relaxation, en collaboration avec des spécialistes, médecins, psychologues formés à ces traitements.

Soins sociothérapiques

Ils se font en postcure et à long terme. Des activités d'expression sont proposées au patient pour lui permettre d'exprimer ses émotions. L'infirmier favorise la réinsertion sociale et professionnelle en collaborant avec des partenaires facilitant la réinsertion : formation, travail physique proche de la nature, etc.

- **Accoutumance**
- **Assuétude**
- **Dépendance physique**
- **Déviance sociale**
- **Flash**
- **Intoxication aiguë**
- **Overdose**
- **Pharmacodépendance**
- **Polytoxicomanie**
- **Shoot**
- **Toxiques**

vous devez savoir faire...

Actes infirmiers

- Aider le patient à reconnaître qu'il est atteint d'une pathologie chronique et à accepter l'idée d'une abstinence définitive.
- Favoriser son expression et lui organiser des activités planifiées.
- L'encourager, le stimuler, le valoriser.
- Le ramener à la réalité.
- L'aider à faire un projet de vie en prenant des décisions responsables.
- L'adresser à des associations du type « Alcooliques anonymes ».
- Dédramatiser la rechute.

Diagnostics infirmiers prévalants

- Déficit nutritionnel lié à la substitution des aliments par l'alcool.
- Difficulté à se maintenir en bonne santé, due à un mode de vie malsain.
- Risque de violence envers soi ou envers les autres lié au dysfonctionnement familial causé par l'alcoolisme chronique.
- Stratégie d'adaptation individuelle inefficace dépendant de mécanismes d'adaptation au stress inadéquats, de la difficulté à exprimer ses émotions et à faire part de ses besoins directement.
- Isolement social lié à des modes de comportement inadéquats.
- Perturbation de la dynamique familiale due à l'incapacité de la cellule familiale de satisfaire les besoins affectifs de ses membres.
- Perturbation des interactions sociales à cause d'un dysfonctionnement cognitif provoqué par la consommation abusive d'alcool.
- Détresse spirituelle liée aux implications morales de la conduite de l'alcoolique.
- Dysfonctionnement sexuel dû à la consommation excessive d'alcool.

...donc vous devez savoir :

Connaissances requises

- Définir l'intoxication alcoolique chronique.
- Énoncer les différentes manifestations de l'intoxication alcoolique chronique.
- Citer les différentes complications de l'alcoolisme chronique : complications psychiques, complications somatiques.
- Connaître les éléments de psychopathologie propres à l'alcoolisme.
- Énumérer les éléments clés du traitement et les différentes prises en charge.

Introduction

L'alcoolisme est considéré comme une forme de toxicomanie. Ses conséquences somatiques, psychologiques et sociales représentent une part importante des hospitalisations en service de soins généraux et en psychiatrie.

Bien des préjugés sont à combattre pour prendre en charge une personne souffrant de ce problème. Ceci apparaît dans la difficulté à le nommer par un terme précis ; tour à tour les termes d'alcoolique, d'éthylique, d'alcoolomanie, etc. sont employés, voire des termes plus vulgaires. Aussi, travailler sur ses propres représentations de la personne alcoolique constitue une étape incontournable avant d'aborder le soin. Cette étape permet au soignant d'accepter l'autre comme un malade à part entière et d'éviter les attitudes de fuite et de rejet. Derrière les différents symptômes, il existe toujours une souffrance réelle à laquelle le soignant doit être très attentif.

Alcoolisme

Classification

Alcoolisme primaire (70 % environ)

L'utilisation de l'alcool correspond à un phénomène pathologique (psychologique et biologique) et se produit précocement.

Alcoolisme secondaire (30 % environ)

La prise de boisson alcoolisée est liée à une pathologie biologique, psychiatrique, ou à des troubles de la personnalité.

Définitions

Alcoolisme chronique

Il se caractérise par la dépendance à l'alcool ; le sujet n'a plus la volonté de s'abstenir de consommer des boissons alcoolisées. C'est une maladie qui est la conséquence d'excès d'apports toxiques dans l'organisme, mais aussi celle d'un état psychologique perturbé.

On peut mentionner deux définitions :

- « L'alcoolisme est la perte de la liberté de s'abstenir d'alcool » (Fouquet, 1951) ;
- « Les alcooliques sont des buveurs excessifs dont la dépendance à l'égard de l'alcool est telle qu'ils présentent soit un trouble mental décelable, soit des manifestations affectant leur santé physique et mentale, leurs relations avec autrui et leur comportement social et économique » (OMS, 1952).

Ivresse ou intoxication aiguë

Elle se caractérise par un état d'excitation psychique et d'incoordination motrice, par des troubles de l'équilibre et du langage, pouvant évoluer vers le coma et la mort. Elle peut prendre des formes banales (euphorie, inhibitions...), mais aussi revêtir des formes graves telles que des réactions furieuses, excito-motrices, hallucinatoires, délirantes ou encore dépressives risquant d'entraîner des passages à des actes violents ou suicidaires. Dans les cas extrêmes, l'intoxication massive peut provoquer des comas graves avec accidents d'hypoglycémie et d'acidose dont les conséquences peuvent se révéler fatales.

Syndrome de sevrage alcoolique (ou delirium tremens)

C'est une urgence médicale dont le risque principal est l'apparition d'un délire alcoolique aigu appelé delirium tremens, survenant chez un éthylique chronique, avec hallucinations, tremblements... Le patient présente certains signes avant-coureurs apparaissant quelque temps après l'arrêt brutal de la consommation d'alcool.

Encéphalopathie de Gayet-Wernicke

C'est une maladie causée majoritairement par l'alcoolisme chronique et caractérisée par une carence en vitamine B1. Le début est progressif, le patient souffre d'un état subconfusionnel, de troubles digestifs, de céphalées et de vertiges.

Épidémiologie

En France, le nombre de malades alcooliques s'élève à deux millions. Toutefois, cinq millions de personnes environ auraient des difficultés liées à une consommation excessive d'alcool, notamment les hommes de plus de 40 ans. L'alcoolisme est la troisième cause de décès des Français ; 20 % des accidents du travail et 40 % des accidents de la route seraient liés à l'alcool. L'alcoolisme est responsable de 5 à 10 % des hospitalisations dont 15 à 20 % en milieu psychiatrique. Environ un malade mental hospitalisé sur cinq est un alcoolique. L'alcoolisme chez la femme progresse. Les jeunes consomment de plus en plus tôt de l'alcool, souvent en même temps que des drogues. La consommation de vin diminue au profit des alcools forts.

Personnalité

Il est difficile de définir la personnalité des alcooliques chroniques, bien qu'ils présentent des traits de caractère spécifiques. En effet, les alcooliques, en général, font preuve d'immaturité affective ainsi que d'une certaine passivité ; ils font montre d'un égocentrisme et ne supportent pas les frustrations. Ils sont dépendants, agressifs, émotifs et manquent de confiance en eux. Ils ne peuvent renoncer ou différer le plaisir de boire de l'alcool.

L'allure de l'alcoolique chronique est spécifique, elle résulte de l'imprégnation alcoolique.

Sémiologie clinique

Signes d'imprégnation alcoolique, sur le plan psychique

On note :

- des troubles du comportement (hyperémotivité, irritabilité) ;
- des troubles du sommeil (insomnie, cauchemars) ;
- des troubles de l'humeur (anxiété, dépression) ;
- des troubles intellectuels (ralentissement, difficulté de concentration, troubles mnésiques ;
- des troubles de l'affectivité (autoritarisme, jalousie, sentimentalité débordante) ;
- une hétéro-agressivité.

Signes d'imprégnation alcoolique, sur le plan physique

Ils se manifestent par les signes suivants :

- tremblements fins (trémulation des doigts et de la langue) ;
- faciès congestif ;
- varicosités des pommettes et du nez ;
- subictère conjonctival ;
- crampes nocturnes des mollets ;
- sueurs nocturnes ;
- pituites (renvois aigus le matin) ;
- brûlures d'estomac ;
- diarrhée plus ou moins chronique.

Signes d'imprégnation alcoolique, sur le plan biologique

On constate :

- une macrocytose (augmentation du volume globulaire moyen) ;
- une augmentation des gamma GT.

Complications de l'alcoolisme chronique

Elles touchent toutes les fonctions de l'organisme et sont donc très variées. Nous ne citerons ici que les complications somatiques en renvoyant les étudiants aux autres ouvrages de la présente collection. Ces complications somatiques sont d'ordre :

- neurologique (polynévrite, encéphalopathie carentielle en vitamine B1 – ou maladie de Gayet-Wernicke –, syndrome de Korsakoff, encéphalopathie porto-cave, démences, épilepsie, maladie de Marchiafava-Bignami) ;
- viscéral (hépatopathies – cirrhose, ascite... –, pancréatites, gastrites, duodénites, cardiopathies éthyliques, perturbations métaboliques – anémie, dyslipidémie, acidocétose...) ;
- cancéreux (l'alcool joue un rôle démontré dans les cancers des voies digestives).

Complications aiguës

Ivresse simple

Le taux d'alcoolémie est supérieur à 0,80 g/L. Le sujet présente une altération des fonctions sensorielles, une excitation intellectuelle, une incoordination motrice, des variations de l'humeur importantes avec alternance d'irritabilité, de violence, d'euphorie et de tristesse.

Ivresse pathologique

Le taux d'alcoolémie est supérieur à 1,5 g/L. Le patient présente un délire sur différents thèmes (jalousie, persécution, mégalomanie), évoluant parfois vers un délire chronique, une excitation motrice, une irritabilité, une violence, une fureur (raptus furieux) avec gestes dangereux, des hallucinations en général visuelles, quelquefois auditives, engendrant un état d'agitation.

Coma éthylique

Le taux d'alcoolémie est de 4 à 5 g/L. Dans les cas d'intoxication massive, l'atteinte des centres nerveux peut provoquer une hypoglycémie et un danger respiratoire, une dépression respiratoire se manifestant par :

- des élévations et des baisses du pouls et de la fréquence respiratoire dues au changement touchant le centre respiratoire du tronc cérébral ;
- une cyanose due à la diminution de la saturation de l'hémoglobine en oxygène ;
- une altération de la fonction des nerfs crâniens qui entravent la respiration.

Delirium tremens (DT)

Le delirium tremens survient généralement lors d'une interruption brutale et involontaire de la consommation d'alcool ou d'une absorption massive d'alcool. Les prodromes en sont principalement une dysarthrie et quelquefois des crises convulsives (épilepsie de sevrage).

Le début de la crise est brutal et survient en général à la tombée de la nuit. L'aspect du patient est caractéristique : son visage est pâle, voire vitreux, avec un regard anxieux. Il est en proie à une grande agitation, menaçante, apeurée, désordonnée. Le délire onirique est présent. Le sujet a des hallucinations plurisensorielles, mais à prédominance visuelle. Elles sont terrifiantes et renforcées à l'arrivée de la nuit. Le thème de son délire peut être familial, professionnel. Il voit des animaux dangereux, terrifiants, et se sent menacé.

Le delirium tremens se caractérise également par une confusion mentale qui peut entraîner des troubles du comportement, des fausses reconnaissances, une désorientation spatio-temporelle. Les troubles neurologiques se manifestent par des tremblements au niveau des doigts et par des troubles de l'équilibre (dysarthrie).

Le patient souffre en outre d'une déshydratation accompagnée d'une oligurie, d'une hypotension artérielle et de tachycardie. On observe aussi une hyperthermie (39 °C à 40 °C), des sueurs importantes, une insomnie.

Grâce aux traitements actuels, l'évolution du delirium tremens est généralement positive, mais le delirium peut évoluer défavorablement lorsque le délire persiste. Le patient décède alors dans un épuisement complet.

Les diagnostics différentiels du delirium tremens sont les suivants :

- l'accès maniaque ;
- l'accès confuso-onirique ;
- une encéphalopathie alcoolique (voir dans la même collection, l'ouvrage sur la pathologie digestive) ;
- un syndrome de Korsakoff (voir p. 58).

Délire alcoolique subaigu (DSA)

Son installation se caractérise par des accès nocturnes qui, peu à peu, deviennent continus. Il importe de le distinguer du delirium tremens : le délire onirique est commun aux deux affections, mais il n'y a pas de manifestations somatiques sévères dans le délire alcoolique subaigu : ni hyperthermie, ni mouvements anormaux, et le pronostic vital n'est pas en jeu. Cependant, le délire alcoolique subaigu peut évoluer vers le delirium tremens dans certains cas, ou vers la psychose hallucinatoire alcoolique (PHC).

Encéphalopathie de Gayet-Wernicke

C'est une encéphalopathie sévère, qui survient la plupart du temps chez des patients alcooliques dénutris présentant une carence en vitamine B1. Les prodromes en sont des troubles digestifs, des signes de sevrage mineurs, une somnolence.

Cette encéphalopathie se manifeste par des troubles psychiques (troubles de la conscience, syndrome confuso-onirique), des troubles neurologiques (troubles oculomoteurs, polynévrite classique, troubles de l'équilibre), des troubles physiques (hypotension artérielle, fièvre, sueurs, tachycardie). L'évolution est liée à la précocité du traitement et à son caractère préventif (vitaminothérapie par voie sous-cutanée pendant 10 jours), mais les risques de séquelles sont réels (syndrome de Korsakoff, démence). Le décès du patient (par coma hypertonique) est un phénomène fréquent.

Complications chroniques

Encéphalopathie hépatique

Elle survient chez un sujet cirrhotique, à l'occasion d'un abus d'alcool, d'une infection ou d'une hémorragie digestive. Le patient présente des troubles de l'humeur (irritabilité, apathie), des troubles de la conscience pouvant aller jusqu'au coma, des troubles neurologiques (hypertonie plastique). Son évolution est défavorable (démence).

Démence alcoolique

L'intoxication alcoolique chronique provoque souvent une détérioration intellectuelle progressive, avec des troubles de l'affectivité et des conduites éthyliques (veulerie) associées à une dégradation sociale importante. L'évolution peut être partiellement réversible s'il y a arrêt de l'intoxication en début d'évolution.

La démence alcoolique peut se présenter sous forme simple (forme la plus courante, s'accompagnant de troubles éthyliques) ou sous la forme de maladie de Marchiafava-Bignami, démence progressive avec stupeur profonde, hypertonie oppositionniste, astasie-abasie ou impossibilité de garder la position debout et de marcher que n'expliquent ni des troubles moteurs, ni des troubles sensitifs, ni des troubles de la coordination des membres inférieurs, et qui entraînent rapidement la grabatisation du patient. Cette dernière démence est exceptionnelle et son diagnostic est toujours difficile à établir. Son évolution est fatale.

Syndrome de Korsakoff

Il survient soit de façon brutale à l'issue d'une alcoolisation extrême, d'une infection ou d'un delirium tremens, soit de façon progressive après une maladie de Gayet-Wernicke, ou encore sans cause identifiée. Ce syndrome se manifeste par des troubles de la mémoire importants, le sujet présentant en particulier une amnésie antérograde de fixation (oubli au fur et à mesure de ce qui est dit ; le sujet conserve l'évocation des faits anciens) et une fabulation compensatrice qui dissimule le déficit de mémoire et qui peut paraître cohérente ou plausible. Des troubles de l'humeur (euphorie, apathie, hyperémotivité, anxiété) sont également présents.

Avec un traitement, le patient peut récupérer partiellement la mémoire, mais l'évolution vers la démence est classique.

Délires chroniques des alcooliques

Cette psychose, décrite par Kraepelin, débute brusquement et fait suite à un état confuso-onirique accompagné d'un automatisme mental. Le patient présente des troubles du caractère et de l'humeur. Il a des hallucinations auditives ou polysensorielles. Le délire développe des thèmes de persécution et de jalousie. La conviction délirante est totale, indifférente aux propos hallucinatoires. En l'absence de traitement, l'état du patient se détériore, avec un risque élevé de passage à l'acte agressif.

Psychose paranoïaque systématisée ou interprétative

Le sujet alcoolique a des idées de jalousie qui se manifestent lors des périodes d'ivresse dans un premier temps (il accuse son épouse de le tromper, d'avoir des amants). Progressivement, ses idées délirantes s'installent et peuvent aboutir à un délire paranoïaque avec des réactions agressives et violentes, voire dangereuses.

Examens en cas de dépendance alcoolique

Avant tout traitement de sevrage alcoolique il est impératif de pratiquer les examens suivants :

- bilan somatique et examens :
  - électrocardiogramme ;
  - électroencéphalogramme ;
  - électromyélogramme ;
  - bilan hépatique complet ;
- bilan psychologique évaluant :
  - les traits de personnalité ;
  - la dégradation intellectuelle.

En cas de delirium tremens, il faut pratiquer les examens suivants :

- bilan somatique complet : recherche d'une étiologie infectieuse, traumatique (psychique ou sevrage alcoolique brutal) ;
- examens paracliniques :
  - urée, glycémie, ionogrammes sanguin et urinaire, électrocardiogramme ;
  - examen cytobactériologique des urines (ECBU), numération formule sanguine (NFS), vitesse de sédimentation (VS) ;
  - bilan hépatique complet ;
  - électroencéphalogramme (à répéter très souvent) pour suivre l'évolution de la confusion et éliminer une éventuelle tumeur ou épilepsie ;
  - radiographie du crâne à la recherche d'un syndrome infectieux.

Traitement de fond de l'alcoolisme chronique

Les thérapeutes qui s'attachent à aider les patients à résoudre leurs problèmes d'alcoolisme savent que c'est un traitement long, difficile, dont la réussite est liée à la motivation du patient à rompre avec sa dépendance vis-à-vis de l'alcool.

Le traitement poursuit un double objectif :
- l'interruption des conduites alcooliques ;
- le traitement des complications psychiques et/ou somatiques.

Ce traitement s'inscrit dans une démarche thérapeutique à long terme. Chaque prise en charge est spécifique et individuelle. Elle implique des équipes pluriprofessionnelles et pluridisciplinaires. Il faut tout d'abord amener la personne alcoolique, et sa famille, à reconnaître qu'il s'agit d'une maladie chronique. Il faut ensuite accompagner le patient alcoolique jusqu'à l'abstinence, c'est-à-dire jusqu'à l'arrêt total de la consommation d'alcool. Cela commence par l'information concernant les phénomènes d'alcoolo-dépendance, à savoir que le cerveau mémorise cette dépendance et que la moindre ingestion d'alcool redéclenche le processus de dépendance.

Seule l'abstinence totale et définitive permet de « guérir ». Ainsi le patient devra-t-il organiser sa vie en fonction de son désir de renoncer à toute consommation alcoolisée et repousser les multiples sollicitations sociales. Néanmoins, même après plusieurs années d'abstinence, le patient ne pourra jamais se sentir à l'abri de l'alcool. Il conservera toute sa vie une vulnérabilité face aux toxiques.

Le traitement peut être effectué en ambulatoire ou en milieu hospitalier. Le choix dépend du contexte social, psychologique, somatique du patient.

Cure de sevrage

Cure ambulatoire

Elle implique une forte motivation du sujet et un environnement familial, socioprofessionnel, satisfaisant. Elle est assurée par un médecin généraliste ou un spécialiste. Elle comprend des consultations d'alcoologie à l'hôpital général et dans des lieux de soins spécialisés, les centres d'hygiène alimentaire et d'alcoologie (CHAA) : « structures d'accueil, de soins et de prévention, où est assuré le suivi ambulatoire de toute personne confrontée aux problèmes d'alcoolisation, quel que soit le stade de cette alcoolisation ». La prise en charge prend en compte les différents problèmes du patient : psychologiques, physiques, nutritionnels et sociaux.

Hospitalisation

Elle permet une rupture provisoire avec l'environnement et met le patient à l'abri de l'alcool. Son indication dépend de différents facteurs :
- troubles du patient ;
- existence d'une pathologie médicale ;
- cadre médico-légal (hospitalisation d'office, hospitalisation à la demande d'un tiers) ;
- échec de la prise en charge ambulatoire.

L'hospitalisation se fait soit dans un hôpital général (en médecine, service de gastro-entérologie) si le patient présente une pathologie médicale, soit dans un hôpital psychiatrique lorsque le patient présente des troubles psychiatriques.

Traitement médicamenteux

Il comprend l'administration de sédatifs (type Valium®, Séresta®, Équanil®), pour diminuer l'anxiété du patient, des neuroleptiques (Haldol® à 2 ‰), des vitamines B1 (250 à 1 000 mg par jour *per os* ou par voie intramusculaire), B6 (0,6 à 1 g par jour, *per os*) et PP (50 à 500 mg par jour *per os* ou par voie intramusculaire).

Psychothérapie

Une psychothérapie est mise en œuvre, parallèlement au traitement médicamenteux. Elle sera poursuivie en postcure.

Différents types de psychothérapies sont proposés au patient :
- psychothérapie individuelle de soutien ;
- psychothérapie de groupe, psychodrame analytique ;
- psychothérapie d'analyse, transactionnelle ou systémique ;
- thérapie comportementale ;

- réunions avec témoignages d'anciens buveurs ;
- thérapie familiale.

Sociothérapie

Ateliers d'art thérapie, en postcure (en CHAA).

Traitement social

Séjour en centre de réinsertion sociale et professionnelle, médecine du travail.

Traitement des complications alcooliques

Complications somatiques

Le traitement porte sur les traitements de la cirrhose, de la pancréatite, de la gastrite, de la polynévrite, de la névrite optique, de la myocardite. Ces différents traitements sont développés dans les ouvrages spécialisés de la présente collection.

Complications aiguës

Ivresse aiguë

Le traitement a pour objectif l'élimination physiologique de l'alcool dans le sang. L'ivresse aiguë est dangereuse, l'hospitalisation en psychiatrie s'impose (HDT ou HO). Le traitement comprend l'administration de sédatifs par voie intramusculaire.

Ivresse délirante aiguë

L'hospitalisation en psychiatrie s'impose. Le traitement comprend l'administration de neuroleptiques.

Delirium tremens

C'est une urgence médicale et psychiatrique. Le traitement curatif doit être mis en place en milieu hospitalier dès l'apparition du prédelirium.

Traitement curatif médicamenteux

Il comprend une association de sédatif (administration de méprobamate type Équanil® ou de benzodiazépine ou de neuroleptique sédatif type Tercian®, par voie intramusculaire, à raison de 4 injections par jour), de neuroleptique, d'antibiotique (en présence d'infection), un traitement analeptique cardio-vasculaire selon les résultats de l'électrocardiogramme, et une vitaminothérapie (B1, B6, PP, 1 g par jour par voie intramusculaire). À ce traitement, il est primordial d'associer une réhydratation massive par voie orale ou veineuse, avec un rééquilibrage hydroélectrolytique en fonction du bilan biologique.

Traitement préventif

Il s'effectue par psychotrope, nécessaire en cas de sevrage ou en présence de situations susceptibles de déclencher un delirium tremens (intervention chirurgicale, par exemple).

Prise en charge infirmière

L'infirmier installe le patient dans une chambre seule, éclairée de façon non agressive pour réduire l'anxiété du patient, calme, fenêtres verrouillées.

Soins techniques

Il faut effectuer :

- une prise des constantes, pouls, pression artérielle, température plusieurs fois par jour ;
- une injection intramusculaire du traitement prescrit (vitamines, sédatifs) ;
- un apport hydrique et calorique adapté aux résultats biologiques ;
- une courbe de diurèse.

Soins relationnels

L'infirmier doit être accueillant, rassurant. Il doit expliquer les soins pratiqués, soutenir le patient tout au long de la cure, être attentif à sa souffrance psychique et déculpabilisante.

Surveillance et observation

L'infirmier surveille étroitement le patient et assure sa sécurité en évitant, chaque fois que cela est possible, l'utilisation de la force et de la contention. Il contrôle l'apparition éventuelle de nausées, vomissements, diarrhées, de réactions vasomotrices, la souffrance du patient au moment du dégoût. Il surveille également l'état de conscience, la respiration du patient.

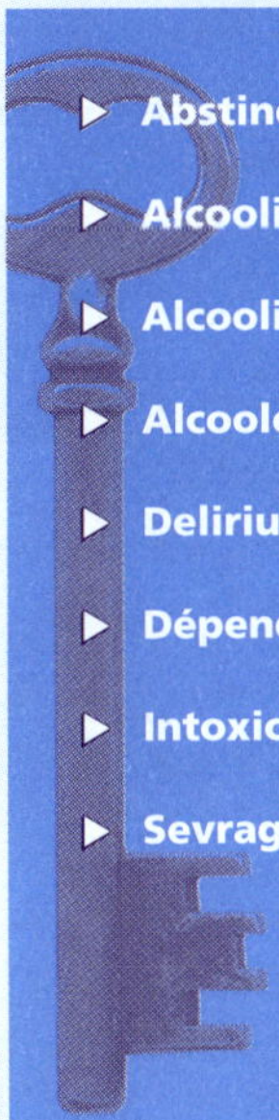

- **Abstinence**
- **Alcoolisme aigu**
- **Alcoolisme chronique**
- **Alcoolopathie**
- **Delirium tremens**
- **Dépendance psychologique**
- **Intoxication**
- **Sevrage**

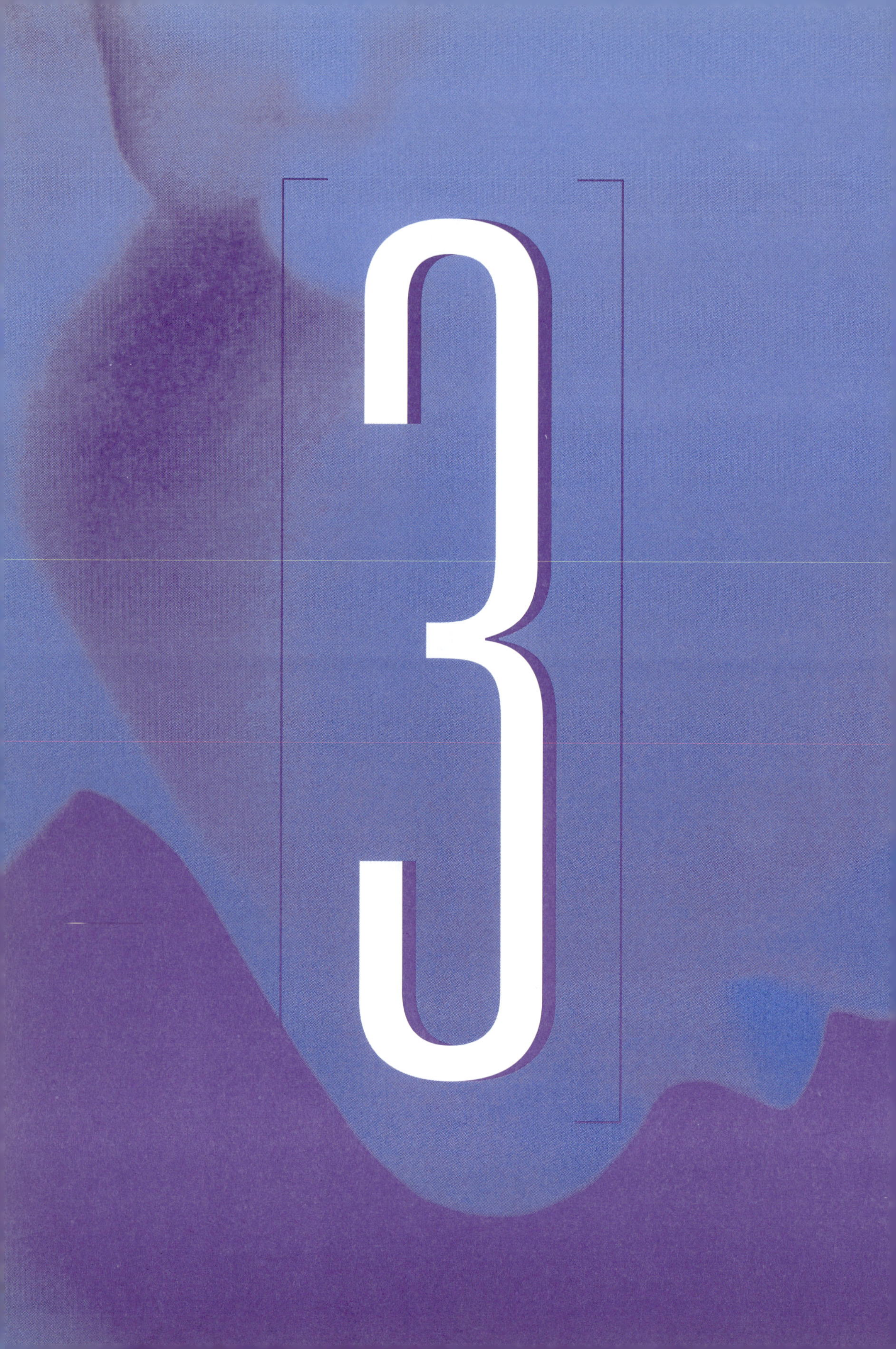
3

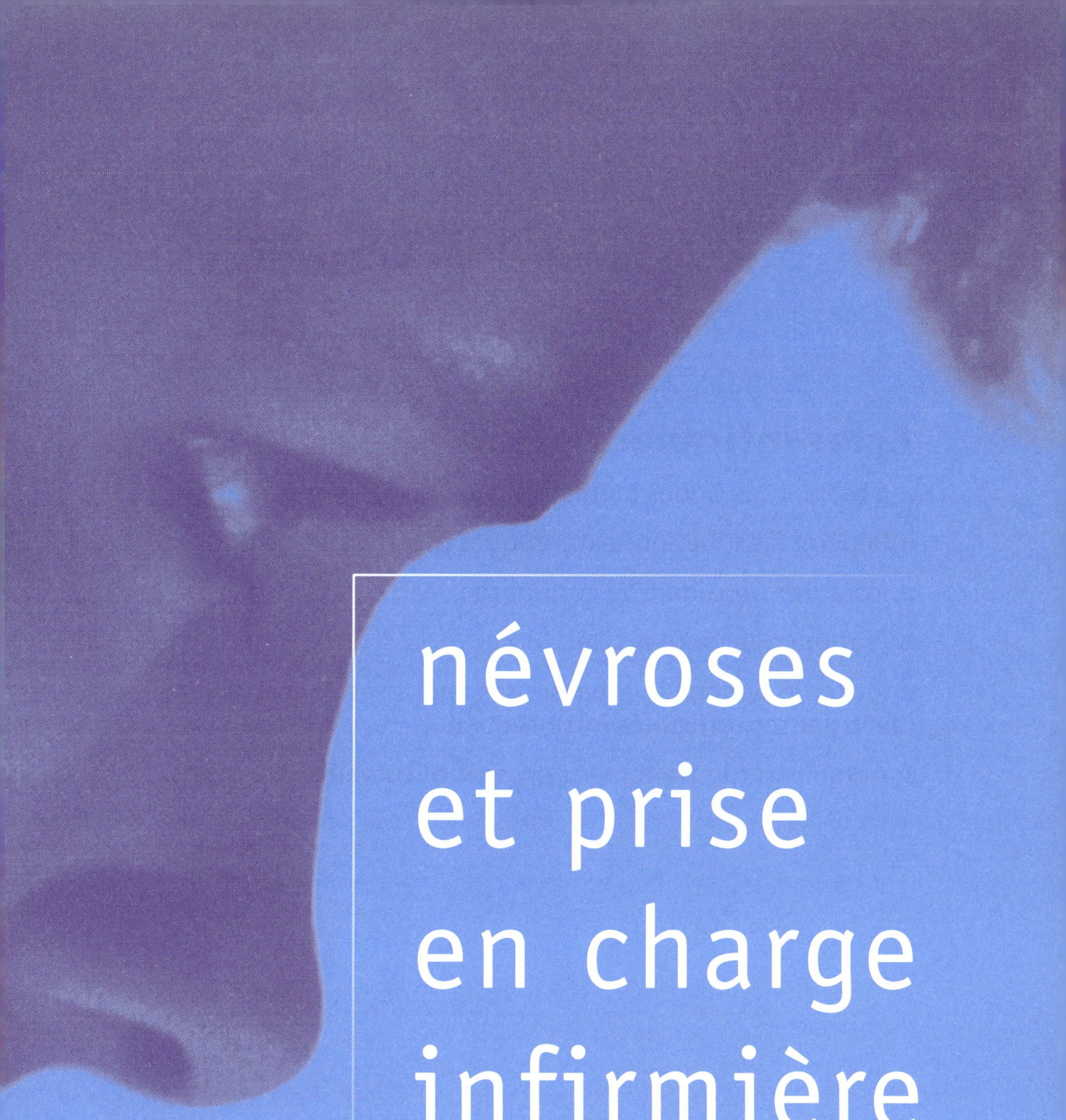

névroses et prise en charge infirmière

vous devez savoir faire...

Actes infirmiers

- Observer les signes manifestes de l'anxiété et de l'angoisse.
- Repérer les situations extrinsèques provoquant un état anxieux.
- Instaurer un climat de confiance.
- Pratiquer l'écoute active.
- Inciter le patient à verbaliser ses angoisses pouvant l'amener à identifier ses difficultés intrinsèques.
- Administrer le traitement prescrit et surveiller ses effets.

Diagnostics infirmiers prévalants

- Anxiété.
- Stratégie d'adaptation individuelle inefficace.
- Perturbations des interactions sociales.
- Altération de la communication verbale.
- Fatigue.
- Perturbation de l'estime de soi.

→ de névrose d'angoisse ou présentant un état anxieux

...donc vous devez savoir :

Connaissances requises

- Identifier les différents symptômes.
- Distinguer la crise d'attaque panique de l'anxiété permanente et de l'angoisse du psychotique.
- Énoncer les facteurs étiopathogéniques de l'angoisse.
- Citer les traits de caractère d'une personne souffrant de névrose d'angoisse.
- Citer les grands axes des thérapeutiques mises en œuvre.
- Justifier l'intérêt des thérapeutiques utilisées.
- Citer les éléments de surveillance d'un traitement anxiolytique.
- Énoncer les conditions propices à créer un climat de confiance.

Névrose d'angoisse

Définition

La névrose d'angoisse se caractérise par un état anxieux permanent avec une alternance de crise d'angoisse aiguë. Il faut distinguer :
- la crise d'angoisse aiguë qui survient de façon brutale et imprévisible et qui est invalidante ;
- l'état d'anxiété permanente qui s'exprime tant au niveau physique que psychologique, entrecoupé éventuellement de crises aiguës, dans lequel le sujet est constamment sous tension, sans motifs justifiés en référence à la vie quotidienne.

Épidémiologie

En France les femmes sont plus atteintes de névrose d'angoisse (36 %) que les hommes (17,3 %).
La névrose d'angoisse apparaît à l'adolescence.

Personnalité

Il s'agit d'une personne introvertie, inquiète, timide depuis l'enfance, repliée sur elle-même, ayant besoin de réassurance, ayant du mal à supporter les échecs de la vie, les séparations, la vieillesse, les deuils.

Sémiologie clinique

Troubles intellectuels

Inhibition intellectuelle : semi-bégaiement, confusion des mots, impossibilité d'articuler, « trou de mémoire », parfois excitation « stérile ».

Troubles psychomoteurs

Excitation ou inhibition motrice.

Troubles psychiques

Peur du devenir (craintes de maladies graves, de découverte de la folie).

Troubles somatiques

Multiples et variés, ils dissimulent l'état d'anxiété. Il peut s'agir de troubles :
- neurologiques : céphalées, vertiges, bourdonnements d'oreille ;
- digestifs : nausées, vomissements, spasmes gastriques, colite spasmodique ;
- cardio-vasculaires : tachycardie, palpitations, oppression thoracique, bouffées de chaleur, lipothymie ;
- respiratoires : dyspnées, sentiment d'étouffement ;
- urinaires (envie fréquente d'uriner sans forcément de résultats) ;
- du sommeil : difficultés d'endormissement ;
- ou d'une asthénie : essentiellement au réveil.

Examens

Recherche étiologique et bilan clinique : recherche de la prise de toxiques, de sevrage alcoolique et/ou médicamenteux.

Diagnostic médical

Crise aiguë

Elle est caractérisée par :
- un début brutal et une fin brutale ;
- une durée de moins d'une heure ;
- une angoisse, un sentiment de danger, voire de danger de mort ;
- des troubles neurovégétatifs, psychomoteurs.

État anxieux permanent

Il est défini par :
- des troubles du sommeil ;
- un état anxieux permanent ;
- une asthénie.

Diagnostics différentiels

On retrouve :
- la crise d'angoisse aiguë dans la mélancolie, la schizophrénie ;
- l'état anxieux permanent dans la névrose phobique et dans la névrose hystérique.

Traitement

En cas de crise aiguë

C'est une urgence. L'hospitalisation n'est pas systématique.
Le traitement médicamenteux consiste en anxiolytiques par voie parentérale, le traitement psychothérapique en une thérapie de soutien visant à rassurer le patient.

En cas d'anxiété permanente

Le patient est toujours traité en ambulatoire.
Le traitement médicamenteux se compose :
- de tranquillisants (Lexomil®, Équanil®) ;
- d'antidépresseurs (Laroxyl®, Anafranil®) ;
- de neuroleptiques à faible dose, en cas d'échec des tranquillisants.

Le traitement psychothérapique peut être :
- de soutien ;
- de type analytique ;
- cognitif ;
- comportemental ;
- psychanalytique.

Il faut y adjoindre la relaxation et des règles de vie :
- suppression des excitants (café, tabac, alcool) ;
- activités physiques régulières ;
- cures d'hydrothérapie.

Prise en charge infirmière

Les interventions de l'infirmier se limitent au cas d'attaque panique avec hospitalisation.

Soins techniques et surveillance

La surveillance infirmière consiste essentiellement à :
- administrer le traitement prescrit en veillant à ce que le patient absorbe effectivement les médicaments prescrits, surveiller l'efficacité de ces médicaments ;
- retirer les objets présentant un danger pour le patient.

Soins relationnels

Il est important d'installer le patient dans une chambre calme, reposante, sécurisante. La présence de l'infirmier est nécessaire auprès du patient : il lui parlera d'une voix calme, apaisante, en utilisant le toucher (tenir la main du patient). L'objectif est de diminuer la souffrance du patient. La relation de confiance est donc indispensable pour lui permettre d'exprimer sa douleur. L'infirmier proposera au patient des exercices de respiration et des séances de relaxation pour l'aider à retrouver son calme, à s'apaiser.

Soins éducatifs

Il est important d'encourager le patient à modifier son mode de vie, en supprimant les excitants (tabac, alcool, thé, café), en ayant des activités physiques et sportives (marche, natation, etc.) et des activités d'expressions manuelles (broderie, peinture, etc.).

Conclusion

Les troubles de l'anxiété s'inscrivent dans le temps et évoluent vers un état chronique avec parfois des états de panique répétés. Le risque de tentative de suicide, d'abus d'alcool et/ou de drogue persiste.

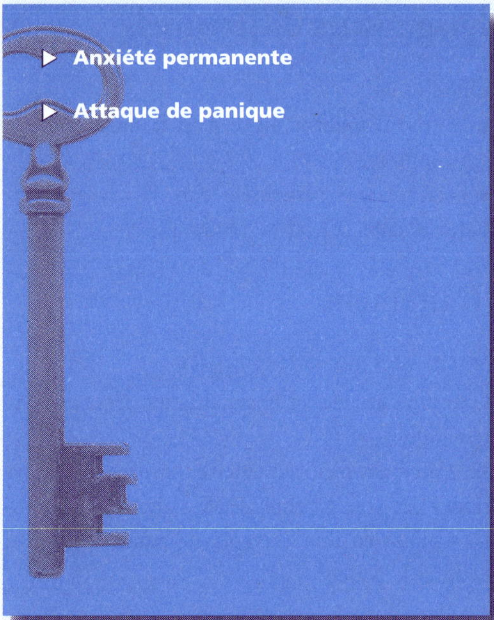

Notes

vous devez savoir faire...

Actes infirmiers

- Accompagner le patient dans ses examens complémentaires.
- Observer les signes manifestes d'anxiété et d'angoisse.
- Créer un climat de confiance.
- Être à l'écoute du patient et de ses émotions.
- Éviter les stimuli environnementaux susceptibles d'intensifier les symptômes liés au traumatisme (bruit, lumière, entrées précipitées dans la chambre, contact tactile, violence, etc.).
- Amener le patient à exprimer ses peurs et ses sentiments concernant l'événement traumatique (encourager le patient sans le forcer).
- Encourager le patient à verbaliser les effets induits par la situation traumatique.
- Favoriser des liens progressifs avec l'environnement.
- Encourager le patient à suivre une thérapie et l'orienter.
- Établir un lien avec la famille, ne pas oublier l'importance d'une réinsertion socioprofessionnelle rapide.

Diagnostics infirmiers prévalants

- Anxiété.
- Réaction post-traumatique.
- Peur.
- Perturbation des habitudes de sommeil.
- Perturbations des interactions sociales.
- Stratégie d'adaptation individuelle inefficace.
- Perturbation de l'estime de soi.
- Perturbation dans l'exercice du rôle (rôle parental, social, etc.).

...donc vous devez savoir :

Connaissances requises

- Énumérer les différents symptômes.
- Citer l'événement déclenchant.
- Distinguer les événements susceptibles d'entraîner une névrose traumatique.
- Connaître les diagnostics différentiels et leur évolution.

Névrose traumatique

Définition

Ce sont des réactions névrotiques survenant secondairement à des événements extrêmement douloureux (guerre, agression, viols, cataclysmes, etc.).

Épidémiologie

Ces névroses atteignent environ 1 % de la population, les femmes étant plus vulnérables que les hommes. Parmi les causes de ces névroses, on distingue entre autres :

- les guerres (guerre du Viêt-nam, Seconde Guerre mondiale, guerres civiles et coups d'État...) ;
- les attentats terroristes ;
- les traumatismes psychologiques ou physiques répétés (inceste, viol...) ;
- les cataclysmes naturels ;
- les catastrophes aériennes, ferroviaires, routières.

Sémiologie clinique

Troubles de la présentation et de l'expression

On note :

- des trouble psychomoteurs : agitation, stupeur ou catatonie, tremblements ;
- des mimiques : ahurissement, abasourdissement, sidération, plaintes, thymie sur un versant dépressif.

Troubles du comportement dans la vie quotidienne

Insomnie, perturbation de l'activité onirique (cauchemars, pensées et rêves récurrents concernant les événements).

Troubles de la vie socioprofessionnelle

Il peut s'agir :

- d'une relation de dépendance ;
- d'un repli sur soi par rapport au monde extérieur.

Troubles du comportement social

Comportement en rupture avec les habitudes du patient.

Troubles de la vigilance

Troubles de l'attention et de la concentration psychique. Ils se manifestent par la dispersion de l'attention spontanée, l'inefficacité de l'attention volontaire.

Troubles de la mémoire

Troubles mnésiques post-traumatiques en général lacunaires.

Troubles de la conscience de soi

Plaintes hypocondriaques fréquentes.

Troubles de l'humeur

On note :

- une humeur dépressive, un désintérêt affectif, des plaintes, des larmes ;
- une indifférence thymique.

Manifestations somatiques de l'anxiété

Les crises d'anxiété sont soudaines et inopinées, sans circonstances déclenchantes apparentes. Elles se signalent généralement par :

- une appréhension intense avec sensation d'une menace grave ;
- la perception de diverses modifications somatiques ;
- un sentiment de mort imminente ;
- la peur de perdre la raison.

Il existe différents types de manifestations somatiques :
- cardio-vasculaires :
- – oppression thoracique (sensation de constriction, mais aussi palpitations) ;
- – impression que le cœur bat fort ou veut s'arrêter, accès de tachycardie ;
- – lipothymies ;
- – accès de rougeur ou de pâleur ;
- – refroidissement des extrémités ou bouffées de chaleur ;
- digestives :
- – spasmes pharyngés (sensation de boule dans la gorge) ;
- – spasmes gastro-intestinaux, barre épigastrique, douleurs coliques ;
- – aérophagie ;
- – nausées ;
- – diarrhée motrice, spasmes ano-rectaux ;
- – crise de hoquet ;
- – faim ou soif paroxystiques ;
- respiratoires :
- – dyspnée, sensation d'étouffement ;
- – accès de toux nerveuse ;
- – hyperventilation ;
- génito-urinaires :
- – douleurs abdomino-pelviennes ;
- – cystalgies ;
- – crise polyurique ;
- – ténesme vésical ;
- – inhibition sexuelle ;
- neuro-musculaires ou sensorielles :
- – crampes, secousses musculaires, tremblement des extrémités ;
- – algies posturales ;
- – céphalées ;
- – paresthésies ;
- – frissons ;
- – prurit ;
- – vertiges, bourdonnements d'oreilles, sensation de brouillard et flou visuel ;
- neurovégétatives :
- – sueurs, mains moites ;
- – sécheresse de la bouche.

Les crises d'anxiété sont décrites comme des expériences insupportables.

Le caractère incompréhensible des sensations ressenties, l'impossibilité d'identifier le danger pressenti et de s'en défendre, la peur de ne pas être secouru mettent le patient dans une grande souffrance psychique et peuvent rendre compte de la possibilité de survenue d'un raptus suicidaire à l'acmé d'une crise.

Les crises d'anxiété conduisent à un recours médical en urgence : médecin de garde, SOS médecin…

Examens

Il faut effectuer une recherche étiologique de la nature du traumatisme et un examen médical complet.

Diagnostic médical

Il se fait sur les éléments suivants :
- la crise d'angoisse ;
- l'anxiété intense ;
- l'expression émotive ;
- un état de stupeur ;
- un syndrome de répétition ;
- une modification de la personnalité.

Diagnostics différentiels

Il faut distinguer la névrose traumatique :
- de l'état neurologique déficitaire post-traumatique ;
- du syndrome subjectif des traumatisés du crâne :
- – céphalées ;
- – vertiges ;
- – hypersensibilité aux stimuli ;
- – fatigabilité physique ou psychologique ;
- – troubles du caractère et du sommeil ;
- – élément dépressif ;
- de la sinistrose : délire de revendication (procédure, contre expertise, menace, persécution) ;

- de la simulation ou sursimulation.

Traitement

Un traitement précoce est indispensable. Il vise à favoriser chez le patient :
- la verbalisation des souvenirs ;
- l'extériorisation des problèmes ;
- l'expression des émotions ;
- l'accompagnement des souffrances.

Traitement médicamenteux : antidépresseurs.

Traitements psychothérapiques :
- de soutien ;
- cognitifs ;
- comportementaux ;
- groupe de parole.

Traitement par hypnose dans les cas de névrose traumatique installée.

Psychanalyse dans un second temps, selon l'évolution des troubles.

D'autres éléments contribuent aux traitements. Ce sont notamment l'indemnisation des victimes, la réinsertion professionnelle, l'éducation de l'entourage.

Traitement préventif : des mesures préventives ont été mises en place au niveau national (assistance juridique, aide psychologique immédiate aux victimes, pouvant limiter ou empêcher la constitution de névroses).

Prise en charge infirmière

L'infirmier n'intervient pas ou très peu dans la prise en charge des névroses traumatiques. Il peut toutefois participer à des groupes de parole, sous réserve d'une formation spécifique, et intervenir dans les cellules d'intervention d'urgence.

L'évolution est en général favorable si le patient est pris en charge de façon précoce.

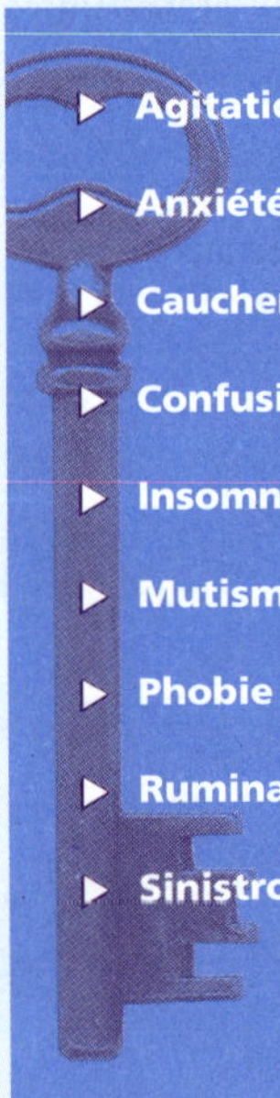

- **Agitation psychomotrice**
- **Anxiété**
- **Cauchemars**
- **Confusion**
- **Insomnie**
- **Mutisme, stupeur**
- **Phobie**
- **Rumination**
- **Sinistrose**

Notes

vous devez savoir faire...

Actes infirmiers

- Observer les signes de l'hystérie.
- Avoir une attitude sécurisante.
- Permettre au patient de respecter le projet thérapeutique.
- Amener le patient à reconnaître ses changements d'attitudes et d'humeur.
- Administrer le traitement prescrit et surveiller ses effets.
- Instaurer une relation thérapeutique.

Diagnostics infirmiers prévalants

- Anxiété.
- Stratégie d'adaptation individuelle inefficace.
- Perturbation des interactions sociales.
- Perturbation de la sexualité.
- Perturbation chronique de l'estime de soi.
- Altération de la perception sensorielle.

...donc vous devez savoir :

Connaissances requises

- Identifier les différents symptômes.
- Citer les traits de caractère d'une personne atteinte de névrose hystérique.
- Expliquer le développement structurel d'une personne présentant une névrose hystérique.
- Mentionner les thérapeutiques proposées.
- Justifier l'intérêt d'aménager des espaces d'accueil.
- Énoncer les objectifs soignants lors des réunions d'échanges interdisciplinaires.

Névrose hystérique

Définition

La névrose hystérique est une pathologie qui se caractérise par des perturbations du caractère et des manifestations psychiques multiples et variées : troubles alimentaires, troubles sexuels sur fond d'anxiété, fatigue, algies diverses. Elle présente des symptômes somatiques et/ou psychiques qui traduisent des conflits psychologiques inconscients.

Épidémiologie

La personnalité hystérique se retrouve plus fréquemment chez la femme que chez l'homme.

Personnalité

Chez la femme

La personne hystérique s'inscrit dans un comportement personnel de représentation, de théâtralisme. Très dépendante des autres, elle s'identifie aux personnes qu'elle rencontre. Théâtrale, emphatique, mythomane, la femme hystérique cherche toujours à manipuler, est toujours soucieuse de son image, avec un fort besoin de plaire et d'être remarquée.

Chez l'homme

Le sujet hystérique s'inscrit dans le donjuanisme. Il présente souvent une homosexualité latente.

Sémiologie clinique

Les symptômes de l'hystérie se définissent en symptômes **somatiques**, ou hystérie de conversion, et en symptômes **psychiques**.

Manifestations somatiques

De façon réactionnelle le sujet a des crises de nerf, de spasmophilie, ou syncopales. Elles sont aiguës et de courte durée. Le sujet peut cependant présenter des troubles se traduisant par :

- des perturbations motrices, paralysie d'un membre, troubles de la phonation, contractures et spasmes ;
- des perturbations sensorielles, brouillard visuel, cécité, troubles de l'audition ;
- des perturbations sensitives, douleurs avec des points de localisation multiples (70 % des troubles de conversion).

Manifestations psychiques

Chez la femme

Elle « joue » la femme car elle n'est pas sûre de l'être, elle exagère les traits féminins par le vêtement, le maquillage. Elle reproduit toutes les facettes du jeu de la séduction par lequel elle pense séduire l'homme : faiblesse, désespoir, amour, tendresse. Elle est dépendante, elle cherche à se confondre à l'autre en suscitant le désir de l'autre. Elle a besoin d'être sécurisée, d'être rassurée, sa quête affective éperdue en témoigne. Elle paraît promettre beaucoup et elle déçoit.

La réalité pour elle est difficile et frustrante, elle se perd dans ses « rêveries ». La mythomanie – la fabulation, le mensonge, la dissimulation – a chez elle cette fonction illusoire de transformation de la réalité.

Chez l'homme

Il cherche à paraître, il a des conduites de prestance ; il est en quête d'affection, d'estime, mais dans l'angoisse car il ne peut renoncer à personne. Il est incapable de s'engager – ailleurs c'est toujours mieux, l'autre est toujours plus belle. Il subit des échecs répétés.

Troubles de la présentation et de l'expression

La tenue peut traduire une inadaptation à l'âge, à certains impératifs sociaux (excentricité et exagération). La mimique peut être hyperexpressive et théâtrale, avec parfois présence de dysmimie, discordance entre l'expression physionomique et l'expression verbale. Le langage verbal est logorrhéique.

Troubles du comportement dans la vie quotidienne

Le sommeil se caractérise par des accès de sommeil, des fugues somnambuliques (automatisme ambulatoire psychomoteur), une insomnie accompagnée d'anxiété et d'asthénie, une perturbation de l'activité onirique (cauchemars traduisant l'angoisse).
Les conduites alimentaires peuvent être perturbées sous forme d'anorexie ou de boulimie.
Le comportement sexuel : le sujet souffre de difficultés sexuelles. Elles s'expriment :
- chez la **femme**, par une inhibition sexuelle, une frigidité avec absence de désir, une répulsion des rapports sexuels, une insensibilité vaginale, une absence de plaisir et d'orgasme, une dyspareunie ;
- chez l'**homme**, par un trouble du désir sexuel, une impuissance, des difficultés d'érection, d'éjaculation et d'orgasme, une éjaculation précoce fréquente, une activité masturbatoire, un donjuanisme.

En fait, pour l'homme, comme pour la femme, on constate un apragmatisme sexuel par impuissance ou refus de relation amoureuse par inhibition.

Troubles de la vie familiale et socioprofessionnelle

Les relations familiales oscillent entre la dépendance et l'opposition : soumission à l'autorité paternelle, attitude conflictuelle à l'égard d'un des membres de la famille (parent ou fratrie).
Toutes ces conduites sont empreintes de « complexes incestueux ».

La vie socioprofessionnelle se caractérise par une faiblesse du rendement professionnel ou scolaire due à l'impuissance angoissée à s'adapter aux situations. L'insouciance, l'arrogance et le cynisme masquent cette angoisse.

Troubles du comportement social

Le suicide est un risque réel. Les tentatives de suicide sont vécues dans la relation à l'autre. Les fugues inconscientes et amnésiques, sorte d'état second et crépusculaire, sont fréquentes.

Troubles de la vigilance

Ce sont essentiellement :
- le syndrome de Ganser, tableau clinique pseudodémentiel, avec des réponses à côté et un refus de reconnaître la réalité ambiante ;
- un rétrécissement ou une désagrégation du champ de la conscience.

Troubles de la conscience de soi

Sous forme de **cénesthopathies**, ce sont de véritables hallucinations de sensations corporelles, accompagnées d'anxiété avec tentatives d'explication et descriptions fantaisistes (à type de torsion, déchirure, rupture, contractures, torticolis, crampes diverses, lombalgies, paralysies, cécité, hypo ou hyperacousie, vaginisme, asthme, troubles digestifs). Ces plaintes somatiques, à l'origine de revendications hypocondriaques, peuvent amener à des demandes d'explorations répétées, parfois à des manœuvres chirurgicales, sans qu'il y ait signe d'une atteinte organique lésionnelle.

Troubles de l'humeur

Ils s'expriment sous forme d'anxiété avec asthénie, inhibition, dévalorisation de soi.

Troubles de la mémoire

On note une amnésie lacunaire (des oublis dans la biographie), de faux souvenirs.

Psychopathologie

La névrose hystérique est due à un traumatisme de la petite enfance, oublié à l'âge adulte par refoulement du fait qu'il se rattache à la sexualité. Ce traumatisme n'est pas réel, mais rattaché aux **fantasmes** issus de la situation œdipienne. Les désirs sexuels sont refoulés dans l'inconscient, car ils provoquent une trop profonde angoisse. La réactivation de la libido à la puberté fait resurgir la perception de l'angoisse de castration. Les manifestations hystériques visent à neutraliser cette angoisse.
L'hystérie est une névrose œdipienne, elle exprime la réminiscence par traces mnésiques de l'angoisse de castration. Pour Henri Ey, ce qui est refoulé c'est la prise de conscience « de la place exacte et des limites exactes du sexe et du désir sexuel dans l'économie personnelle ».

Examens

Il faut effectuer :
- un bilan clinique et paraclinique ;
- la recherche d'une cause organique ;
- la recherche d'un syndrome démentiel ;
- une biographie.

Diagnostics différentiels

Pathologie psychique

Elle est marquée par :
- la dépression ;
- des bouffées délirantes ;
- une névrose hypocondriaque.

Pathologie organique

Ce peut être :
- une tumeur cérébrale ;
- une sclérose en plaques ;
- une épilepsie temporale.

Traitement

Le traitement est essentiellement ambulatoire. L'hospitalisation est contre-indiquée car elle favorise la régression du sujet. Elle n'est indiquée qu'en cas « d'accident » ou lorsqu'il y a nécessité de rupture avec la famille.

Traitement médicamenteux

Il est secondaire, utile lorsque le sujet présente un état de décompensation. Par ailleurs, tout traitement médicamenteux implique une vigilance extérieure, le sujet ayant une capacité à développer les effets secondaires et à s'installer dans une pharmacodépendance.

Traitement psychothérapique

Psychothérapie de soutien ayant pour objectif d'établir une relation de réassurance, persuasion tout en étant distante.
Ou psychothérapie d'inspiration analytique qui permet d'instaurer une distance adaptée au patient. Elle est nécessaire lorsqu'il y a un risque de régression affective importante du sujet.

Psychanalyse

Elle peut s'appliquer chez certains sujets.

Prise en charge infirmière

Soins techniques

L'infirmier devra repérer et inscrire sur le dossier de soins tous les comportements ou attitudes hystériques du patient. Le recueil de ces informations permettra d'évaluer l'évolution des troubles. En cas de crise spectaculaire l'infirmier recherche les signes de la crise d'épilepsie (morsure de la langue) et isole ensuite le patient.

Soins relationnels

L'infirmier aura toujours à l'esprit que l'hystérique joue inconsciemment un personnage aux multiples facettes. L'important est de repérer que, dès le départ, l'hystérie est désignée comme quelque chose qui met en jeu le corps. Les symptômes sont toujours des manifestations qui s'appuient sur le corps. Il ne s'agit pas de simulation, mais d'une hésitation fondamentale sur le corps sexué.

L'infirmier doit trouver le moyen qui amènera le patient à accepter son corps tel qu'il est, à le nommer corps de femme ou d'homme, et à s'accepter tel quel. Pour l'hystérique, le personnage susceptible de lui faire accepter son corps est un personnage de maître. Si le maître échoue il sera remplacé, mais petit à petit, de maître en maître, le patient cheminera vers l'acceptation, grâce à la reconnaissance de l'autre. Peu à peu, cette reconnaissance peut également amener les nœuds inconscients à se dénouer, à livrer un peu de leur secret pour permettre l'accès à une liberté nouvelle. Cela peut se faire dans le cadre d'espaces d'accueil.

Création d'un espace d'accueil

Composition de l'espace d'accueil : une équipe pluridisciplinaire regroupant :

- un ou deux infirmiers référents de secteur ;
- un psychiatre ;
- un généraliste ;
- une assistante sociale.

Objectif : élaborer ensemble le champ d'un travail.

Limites :

- éviter la séduction, la démagogie ;
- respecter la place et la spécificité de chacun ;
- veiller à ne pas trop intervenir.

La relation thérapeutique qui doit s'installer (transfert) est un processus qui s'enracine dans une terre bien préparée à recueillir ce qui se dit, ce qui se passe, ce qui se joue là avec le malade. La prise en compte psychopathologique est indispensable dans le travail à faire auprès d'une personne présentant des troubles hystériques.

- **Cénesthopathie**
- **Complexe incestueux**
- **Dépendance envers les autres**
- **Dépression**
- **Donjuanisme**
- **Logorrhée**
- **Manipulation**
- **Mythomanie**
- **Quête affective**
- **Séduction**
- **Théâtralisme**

vous devez savoir faire...

Actes infirmiers

- Observer et suivre les troubles.
- Écouter le symptôme, aider le patient à verbaliser.
- Identifier et réduire les agents anxiogènes.
- Apporter un soutien psychologique et mettre en œuvre une relation d'aide thérapeutique.
- Vérifier la prise des médicaments et surveiller les effets secondaires.
- Participer à des activités de relaxation.

Diagnostics infirmiers prévalants

- Anxiété.
- Peur.
- Stratégie d'adaptation individuelle inefficace.
- Perturbations des interactions sociales.
- Perturbation chronique de l'estime de soi.

...donc vous devez savoir :

Connaissances requises

- Connaître les éléments épidémiologiques de la névrose phobique.
- Connaître les facteurs étiologiques, psychologiques, socioculturels.
- Repérer dans le développement psycho-affectif les éléments pathologiques propres à engendrer la névrose phobique.
- Connaître les différentes formes clinique de la névrose phobique.
- Connaître l'évolution et le pronostic de la névrose phobique.
- Savoir distinguer la phobie de l'obsession.
- Appréhender les diverses thérapeutiques visant au traitement de la névrose phobique.
- Savoir qu'un malade phobique ne doit jamais être contraint au contact avec l'objet de la situation phobique.

Névrose phobique

Définition

La phobie est une peur ayant un objet bien précis – objet phobogène – sur lequel a été projeté et fixé le stimulus de l'angoisse. Lorsque le sujet se trouve en présence du facteur déclenchant, il est pris d'une grande crise d'angoisse.

Épidémiologie

La prévalence féminine, deux tiers des patients atteints de névrose phobique sont des femmes, a été mise en évidence par les études épidémiologiques.

Les troubles phobiques sont fréquents chez les sujets jeunes.

Les plus représentés sont :

- l'agoraphobie (crainte ou répulsion angoissante que certaines personnes éprouvent lorsqu'elles traversent une place, une rue, et par extension, crainte angoissante de la foule), qui apparaît entre 15 et 35 ans, essentiellement chez les femmes. Les facteurs qui favorisent cet état sont une angoisse de séparation liée à l'enfance, une maladie, la perte d'un proche ;
- la phobie sociale est plus présente chez les hommes que chez les femmes. Elle apparaît entre 15 et 20 ans, mais la demande de soins ne survient généralement qu'après 21 ans.

Personnalité

Chez la personne phobique on retrouve une personnalité anxieuse, hypersensible aux frustrations, toujours en attente d'une souffrance. Elle présente une immaturité du Moi. Toujours en alerte elle porte une attention extérieure à ses manifestations psychologiques. Pour elle, tout doit être simple, clair, sans ambiguïté. Elle veut expliquer, rationaliser. Elle fuit la séduction : elle ne veut ni séduire, ni être séduite. Face à un éventuel danger, identifié par sa vigilance permanente, elle fuit. Elle peut présenter deux comportements, soit une position d'inhibition, soit un comportement de défi (fuite en avant, activisme, elle affronte les obstacles).

Sémiologie

Phobies d'espace

C'est une angoisse qui apparaît lorsque le patient se trouve dans un espace découvert (agoraphobie), tels les lieux publics, dans un espace clos (claustrophobie), tels les tunnels, les ascenseurs. Le sujet a recours à des conduites d'évitement.

Phobies sociales

C'est la crainte de parler en public, une peur persistante des situations dans lesquelles l'individu pourrait être observé ou se conduire de façon humiliante (peur de rougir). Le sujet a alors recours à des conduites d'évitement, d'isolement, de stratagème (lunettes noires, maquillage).

Phobies simples

On distingue ainsi des peurs infantiles persistant avec l'âge (peur du noir, de l'eau, de l'hôpital).

Autres phobies

D'autres phobies ont été décrites, différentes des phobies typiques car elles n'apparaissent pas liées à une situation ou un objet et qu'elles surviennent le plus souvent en dehors de la névrose phobique. Ce sont entre autres :

- la nosophobie : crainte d'être atteint d'une maladie (elle est aussi classée parmi les symptômes obsessionnels) ;
- la dysmorphophobie : préoccupation anormale et obsédante concernant l'aspect de son corps (certitude de posséder une difformité).

La phobie est à différencier de l'obsession impulsive dans laquelle il n'y a pas d'objet présent. C'est une idée qui s'impose à la personne (« je vais tuer mon enfant avec un couteau ou me jeter par la fenêtre »).

Sémiologie clinique

Il s'agit d'un patient souffrant d'un affect désagréable, en attente pénible d'un danger. Il présente des troubles de la présentation et de l'expression.

Troubles psychomoteurs

Ils sont caractérisés par l'impulsion, le besoin impérieux d'accomplir soudainement un geste dont l'exécution échappe au contrôle volontaire traduisant l'émergence de pulsion interne.

Inhibition

Selon l'objet phobique le patient évitera, choisira, hésitera.

Troubles des conduites instinctuelles

Le sommeil est perturbé, les conduites alimentaires, selon la nature de l'objet phobogène, influent sur la santé du patient qui peut subir un fort amaigrissement, dans le cas d'une phobie des microbes, par exemple.

Troubles du comportement sexuel

Une inhibition ou une sexualité passive qui peuvent augurer une frigidité chez la femme et une impuissance chez l'homme.

Troubles de la vie familiale et socioprofessionnelle

Peu à peu, il y a une aggravation possible des troubles vis-à-vis des objets ou des situations phobogènes. La personne n'arrive plus à contrôler les situations par des conduites contraphobiques.
Sur le plan familial, la dépendance du sujet devient trop lourde pour les membres de la famille.
Sur le plan socioprofessionnel, le sujet est isolé ; il y a souvent rupture avec le milieu professionnel en raison d'absences ou de retards liés à la difficulté de prendre les transports.

Troubles somatiques

La névrose phobique se manifeste par des vertiges, une gêne respiratoire, une tendance lipothymique. Le corollaire de l'angoisse phobique se situe dans les comportements contraphobiques.

Conduites contraphobiques

On note :
- des conduites d'évitement : la personne phobique fait en sorte de ne pas être, ou le moins possible, confrontée à l'objet ou la situation phobogène. Ainsi, par exemple, la personne phobique qui a peur de l'ascenseur emprunte l'escalier, celle qui a peur des transports effectue le trajet à pied ;
- des conduites de réassurance : la personne phobique cherche la présence d'une personne proche afin de l'aider à affronter la situation, l'objet phobogène. Ce peut être également la présence d'un animal ou d'un objet (porte-bonheur) ou le fait d'effectuer des gestes conjuratoires.

Psychopathologie

La phobie est en elle-même un mécanisme de défense, par déplacement et isolement de l'angoisse.

Diagnostics différentiels

Il faut faire la distinction entre phobies et obsessions.

Phobie

C'est une peur irraisonnée devant des éléments précis de la réalité.

Obsessions

Elles se caractérisent par l'irruption dans la pensée d'un sujet, d'une idée ou d'un sentiment non relié à la réalité.

Il faut également distinguer les phobies d'impulsion des obsessions impulsives.
Dans les **phobies d'impulsion**, le sujet a peur de commettre contre sa volonté un geste ridicule, anormal, violent (geste indécent, blesser quelqu'un, etc.) en présence de la situation ou de l'objet.
Dans l'**obsession impulsive**, le sujet redoute de traduire en acte une idée, une pensée, en dehors d'objet ou de situation.

Traitement

Traitement médicamenteux

Peuvent être administrés :
- des tranquillisants au long cours ;
- des anxiolytiques (Tranxène®, etc.) ;
- des hypnotiques (Mogadon®, Mépronizine®, etc.) ;
- des tranquillisants et antidépresseurs dans le cas d'apparition d'un état dépressif associé.

Traitement de fond

Il peut s'agir :
- d'une psychothérapie de soutien ;
- d'une psychothérapie analytique et de groupe ;
- d'une cure psychanalytique classique ;
- d'une thérapie cognitivo-comportementale (qui est très souvent utilisée).

Complications

La névrose phobique peut se compliquer d'un abus d'alcool, de médicaments anxiolytiques ou de barbituriques.

Prise en charge infirmière

Soins techniques

Ils consistent :
- à donner les médicaments, s'assurer de leur prise et surveiller l'apparition d'éventuels effets secondaires ;
- à affiner son observation afin de détecter tous les signes favorisant l'angoisse.

Soins relationnels

Il faut :

- prendre le temps d'écouter le patient ;
- amener le patient à verbaliser ses craintes ;
- réduire les agents anxiogènes ;
- établir une relation d'aide.

Soins sociothérapiques

Inciter le patient à participer à des activités selon ses goûts.

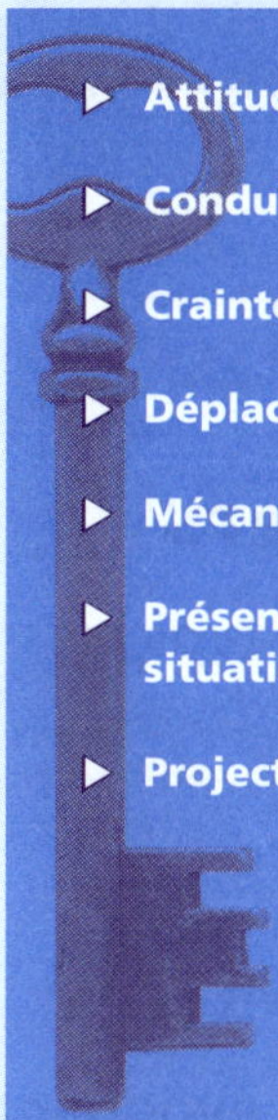

- Attitude contraphobique
- Conduite d'évitement
- Crainte angoissante
- Déplacement
- Mécanisme de défense
- Présence d'un objet ou d'une situation angoissante
- Projection

vous devez savoir faire...

Actes infirmiers

- Observer les signes typiques du système compulsif :
  - tics ;
  - stéréotypie ;
  - gestes conjuratoires ;
  - agitation psychomotrice ;
  - rumination, litanies.
- Observer les signes évoquant la psychasthénie.
- Respecter les rituels du patient (pour éviter l'apparition de l'anxiété).
- Être à l'écoute du patient.
- Administrer le traitement prescrit, en surveiller l'efficacité ainsi que les effets indésirables.

Diagnostics infirmiers prévalants

- Fatigue.
- Anxiété.
- Perturbation de l'estime de soi.
- Stratégie d'adaptation individuelle inefficace.
- Conflit décisionnel.
- Perturbation de la sexualité.
- Intolérance à l'activité.

...donc vous devez savoir :

Connaissances requises

Dans l'approche psychopathologique

- Connaître l'organisation du Moi de l'obsessionnel.
- Identifier les différentes composantes psychiques permettant d'expliquer la structure psychopathologique obsessionnelle.

Dans l'approche psychiatrique

- Savoir repérer les signes cliniques de la névrose obsessionnelle et identifier les thèmes de l'obsession.
- Savoir observer les conduites compulsives, les domaines des actes qui s'imposent au sujet, tels les rituels et les vérifications, formes complexes d'actes compulsifs.

Névrose obsessionnelle

Définition

La névrose obsessionnelle est la forme la plus grave des névroses. Elle se définit comme un trouble compulsif des sentiments, des pensées.
Le sujet est envahi par des idées ou des images répétées qui s'imposent, le parasitent et l'angoissent. Il lutte contre ces troubles par des rituels et des compulsions.

Épidémiologie

La névrose obsessionnelle est une affection assez rare. Elle touche environ 2 % de la population. Cette affection naît dans l'enfance et se constitue progressivement pour s'épanouir durant la vie adulte. La névrose obsessionnelle débute précocement, 40 % des formes se développant avant 20 ans. On observe des formes de début dès l'âge de 10 ans. Mais les patients consultent pour la première fois plusieurs années après le début des troubles, vers l'âge de 30 ans. Cette maladie est plus fréquente chez les hommes.

Personnalité

La personnalité obsessionnelle se caractérise par un grand souci de l'ordre et de la perfection. Le sujet est hyperconsciencieux, avec une tendance à tout vérifier de multiples fois. Il ritualise ce qu'il fait et ressent une grande difficulté à prendre des décisions.

Sémiologie clinique

La névrose obsessionnelle se constitue sur l'organisation pathologique d'une personnalité. C'est l'association d'une personnalité de type obsessionnel et de symptômes obsessionnels.

L'obsession peut se définir comme l'irruption dans la pensée d'un sentiment, d'une idée, d'une tendance, apparaissant au malade comme un phénomène morbide en désaccord avec sa pensée consciente, qui émane pourtant de sa propre activité physique et persiste malgré ses efforts pour s'en débarrasser.
Les idées qui assiègent l'esprit du sujet peuvent survenir à n'importe quel moment et de façon incoercible sans qu'il puisse les chasser, malgré sa lutte.
Trois types d'obsession sont identifiés chez les sujets.

Obsessions phobiques

Elles sont proches des manifestations de la névrose phobique mais elles s'en différencient par le fait que la source d'angoisse du sujet n'est pas la situation présente mais la pensée d'une situation ou d'un objet. Concrètement le sujet peut être obsédé par les microbes, la maladie, la saleté, la phobie d'un contact avec un objet ou une personne. Le sujet peut développer des conduites d'évitement : il ne rentrera pas dans un hôpital, il évitera une personne malade. De façon compulsive, il se lave les mains, se nettoie sans cesse.

Obsessions idéatives

Ce sont les plus fréquentes et les plus typiques. Ce sont des ruminations répétées d'images ou de mots, ce que l'on appelait autrefois la « folie du doute ». Le sujet est complètement envahi par des idées préoccupantes et sans fin.
L'obsession peut porter sur une idée concrète (des mots, des chiffres…) ou sur une idée abstraite (thèmes religieux, la mort, la valeur de tel ou tel comportement…).

Obsessions impulsives

C'est la crainte permanente de commettre un acte agressif et dangereux envers soi ou les autres, bien que le passage à l'acte n'intervienne jamais. Le sujet redoute de pousser une personne sous un train, de se défenestrer, de prononcer des mots blasphématoires dans un lieu de prières.

Caractère obsessionnel

Il représente un mode pathologique d'organisation de la personnalité. Les pensées, les sentiments, les attitudes s'imposent au sujet qui a conscience de leur caractère dérisoire.
Le caractère obsessionnel se compose de trois éléments.

Psychasthénie

C'est une forme de fatigue intense, résultant de causes psychologiques, qui trouve sa justification dans la lutte permanente qui épuise le sujet physiquement et psychologiquement.
Le sujet est dans la peur permanente de nouvelles situations qui l'obligent à de nouveaux combats intérieurs ; il est conscient de ses troubles, critique, mais dans une impossibilité totale de réactions.

Compulsions et rituels

Ils présentent des caractéristiques identiques aux obsessions, le sujet est contraint d'accomplir des actes bien qu'il soit conscient de leur absurdité.
Dans les conduites impulsives, le sujet présente des tics, des stéréotypies. Il va répéter des actes tels que toucher certains objets, les placer selon un ordre précis, marcher sur les lames de parquet avec la pointe des pieds, etc. L'accomplissement de ces actes compulsifs diminue l'angoisse du patient.

Rituels et vérifications

Ils représentent une forme de défense stratégique contre les obsessions. Ils sont institués de façon consciente par le patient pour s'opposer à l'influence des obsessions.
Si le patient dissimule souvent les obsessions, il extériorise les rituels et les vérifications. Ces dernières auront pour objet de contrôler la réalisation des actes élémentaires de la vie quotidienne (fermer une porte, ranger un objet, s'assurer de l'absence d'erreur dans l'exécution d'une tâche).
Les rituels, eux, sont des actes que le patient s'impose au moment du coucher, de la toilette, des repas.

Profil psychopathologique

Il se caractérise par trois éléments fondamentaux :
- le jeu de l'ambivalence ;
- l'ordre de la pensée ;
- la position du Moi.

Jeu de l'ambivalence

L'ambivalence se caractérise par la présence simultanée de sentiments positifs et négatifs envers la même personne. Elle est intense dans la névrose obsessionnelle car les affects d'amour et de haine sont très forts et vécus simultanément. Elle se retrouve dans toutes les relations du patient avec le Surmoi, avec le Moi propre, avec le Ça et avec les objets.
Le Surmoi renforce cette ambivalence car il est très dur, rigide, inexorable et n'assume pas son rôle protecteur. C'est un Surmoi qui accable l'obsessionnel de critiques dépréciatives. Agressé par son Surmoi, le Moi obsessionnel est en butte à l'agressivité de ses objets ressentis comme mauvais.
Pour fuir l'angoisse de l'agressivité des autres à son égard, et de la sienne en retour, l'obsessionnel se défend en ayant recours à la toute-puissance de la pensée (ordre de la pensée). Du fait de ses tendances agressives, l'obsessionnel vit en référence à la mort d'autrui qu'il souhaite inconsciemment. Il se sent donc coupable du mal qui arrive à autrui. Il vit aussi dans l'idée de sa propre mort, comme lieu de repos, de soulagement où aucune lutte ne s'impose plus, mais également comme lieu d'appauvrissement qui le prive de ses objets et de son Moi limité.
La mort d'autrui et la sienne sont tout à la fois désirées et redoutées.

Ordre de la pensée

Chez l'obsessionnel la pensée est toute puissante car c'est à ce niveau que se réalise la neutralisation de l'angoisse et de l'agressivité. Cette pensée, compulsive, a pour but de le protéger de l'intensité de ses affects. La puissance de la pensée est marquée par un non-accomplissement de l'acte qui est refoulé dans la pensée ainsi que par une autre régression, la régression de l'investissement de la chose à l'investissement du mot, la représentation des mots étant alors équivalente à la représentation de choses. L'énergie libidinale, normalement dévolue à l'action, charge la pensée dont le caractère devient de ce fait compulsionnel.

Position du Moi

Elle se caractérise tout d'abord par la régression qui touche la libido. Les pulsions régressent à l'érotisme anal. Cette régression atteint le Moi et se fait jusqu'au stade sadique anal.
Le Moi de l'obsessionnel est prisonnier des hésitations, de la maîtrise de l'agressivité, de la psychasthénie et de ses symptômes envahissants. La relation d'objet est à la fois ambivalente et narcissique.

Examens

Il faut rechercher une cause organique et un processus œdipien, effectuer des entretiens et établir une biographie.

Diagnostic médical

Le diagnostic médical repose sur la clinique et en particulier sur le recueil des obsessions, des compulsions et des rituels.

Diagnostics différentiels

On doit différencier les obsessions de symptômes qui leur ressemblent :

- **les idées fixes** : permanentes mais conformes à la volonté du sujet ;
- **les phobies** : au contraire des phobies typiques, les obsessions phobiques déclenchent des angoisses en l'absence d'objets ou de situations ;
- **l'hypocondrie** : le malade adhère à son idée en dépit des paroles rassurantes de l'entourage ;
- **les idées délirantes** : tout comme dans la névrose obsessionnelle, les idées délirantes s'imposent au sujet mais elles ne sont pas critiquées et sont reconnues comme étrangères à sa conscience.

Symptômes obsessionnels existant dans d'autres pathologies

On doit également différencier les symptômes d'allure obsessionnelle qui peuvent exister dans d'autres pathologies.

Psychoses

On distingue :

- **la dépression** : la symptomatologie obsessionnelle se retrouve au début des épisodes dépressifs ;
- **la manie** : des symptômes obsessionnels peuvent précéder un accès maniaque (rangement, nettoyage) ;
- **la mélancolie** : lorsque le délire mélancolique est intriqué à des impulsions suicidaires ;
- **la schizophrénie** : dans la forme pseudonévrotique du sujet jeune, dans les processus d'obsessionnalisation de la psychose dissociative.

Névroses

Les névroses phobiques : les phobies d'impulsion sont classées dans les névroses obsessionnelles.

Personnalités psychopathiques

La présence d'impulsions (actes incoercibles qui échappent au contrôle) et de compulsions (forces intérieures irrésistibles qui poussent le sujet à accomplir des actions même s'il les désapprouve) les caractérise.

Traitement

Le traitement se fait essentiellement en ambulatoire. L'indication d'une hospitalisation se justifie lorsque les troubles obsessionnels sont graves et invalidants pour le patient, et dans les cas de troubles associés à un état dépressif.

Traitements médicamenteux

➡ Antidépresseurs

Le traitement prescrit repose principalement sur les antidépresseurs, même en l'absence de dépression avérée :

- Anafranil®, entre 75 et 300 mg par jour (traitement au long cours) ;
- Prozac® ;
- Survector®, Pertofran®, pour les psychotoniques.

➡ Tranquillisants

Ils aident dans la lutte contre l'anxiété. On peut utiliser des psychotropes en association avec les antidépresseurs :

- benzodiazépines ou tranquillisants mineurs ;
- neuroleptiques : en cas de grande anxiété on pourra utiliser des neuroleptiques sédatifs en début de traitement (type Tranxène®).

La répartition des prises dans la journée dépend du produit choisi et des symptômes les plus gênants. Par exemple :

- de nombreux antidépresseurs anxiolytiques peuvent être prescrits en prise unique le soir (Laroxyl®, Surmontil®) ;
- les produits les plus stimulants sont à prendre de préférence le matin (Survector®, Vivalan®) ;
- les molécules susceptibles de donner des nausées (type Prozac®) seront mieux supportées si elles sont ingérées en fin de repas.

Traitements psychothérapiques

La psychothérapie constitue le traitement de fond de la névrose obsessionnelle.

➡ Psychanalyse classique : c'est la meilleure indication. Mais elle implique des conditions. Le sujet doit être jeune et demandeur, avec un bon niveau intellectuel et une excellente insertion professionnelle… Le traitement est long et difficile, du fait des résistances au changement et de la psychorigidité de la pensée.

➡ Psychothérapie d'inspiration analytique : elle trouve son indication chez le sujet âgé, ou lorsque le sujet se trouve en grandes difficultés professionnelles et financières.

➡ Psychothérapie de soutien : elle est efficace chez les sujets psychotoniques, dans les formes graves et invalidantes pour le patient.

➡ Sociothérapie : elle a pour objet de maintenir le sujet dans son milieu professionnel et d'éviter toute rupture avec son environnement social.

Prise en charge infirmière

Surveillance des traitements médicamenteux

L'infirmier observe la prise du traitement et les effets secondaires. Il informe le patient des effets indésirables du traitement : sensations de vertige lors des changements de positions, céphalées, nausées, prise de poids, constipation. Il contrôle que les médicaments sont pris de manière à minimiser les effets secondaires (horaire).

Soins relationnels

L'infirmier adopte à l'égard du patient une attitude positive, bienveillante. Il valorise ses progrès dans des termes précis. Il favorise l'écoute et aide le patient à verbaliser les maux ressentis. Il l'invite à participer à des groupes de parole. Les techniques de relaxation sont un adjuvant intéressant, sous réserve que le patient y adhère.

Soins éducatifs

L'infirmière identifie l'évolution de la maladie et accompagne le patient dans sa réinsertion ou dans le maintien professionnel. Il incite le patient à modifier son cadre de vie dans l'objectif de rompre avec ses ritualisations. Des exercices visant à annuler l'intérêt des rituels lui sont proposés dans le cadre des thérapies comportementales qui donnent en général de bons résultats.

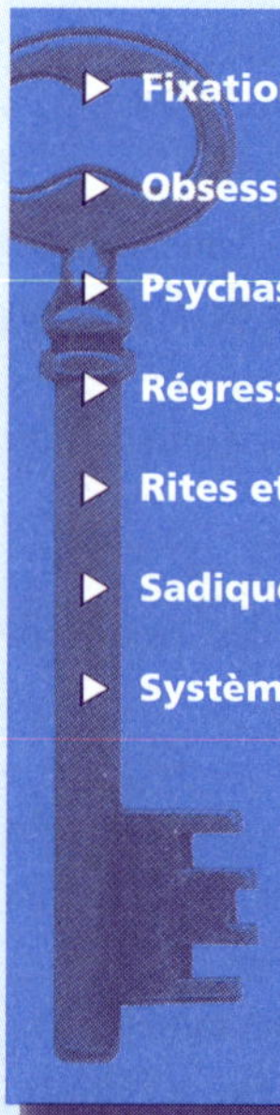

- **Fixation**
- **Obsession**
- **Psychasthénie**
- **Régression**
- **Rites et rituels**
- **Sadique anal**
- **Système compulsif**

Notes

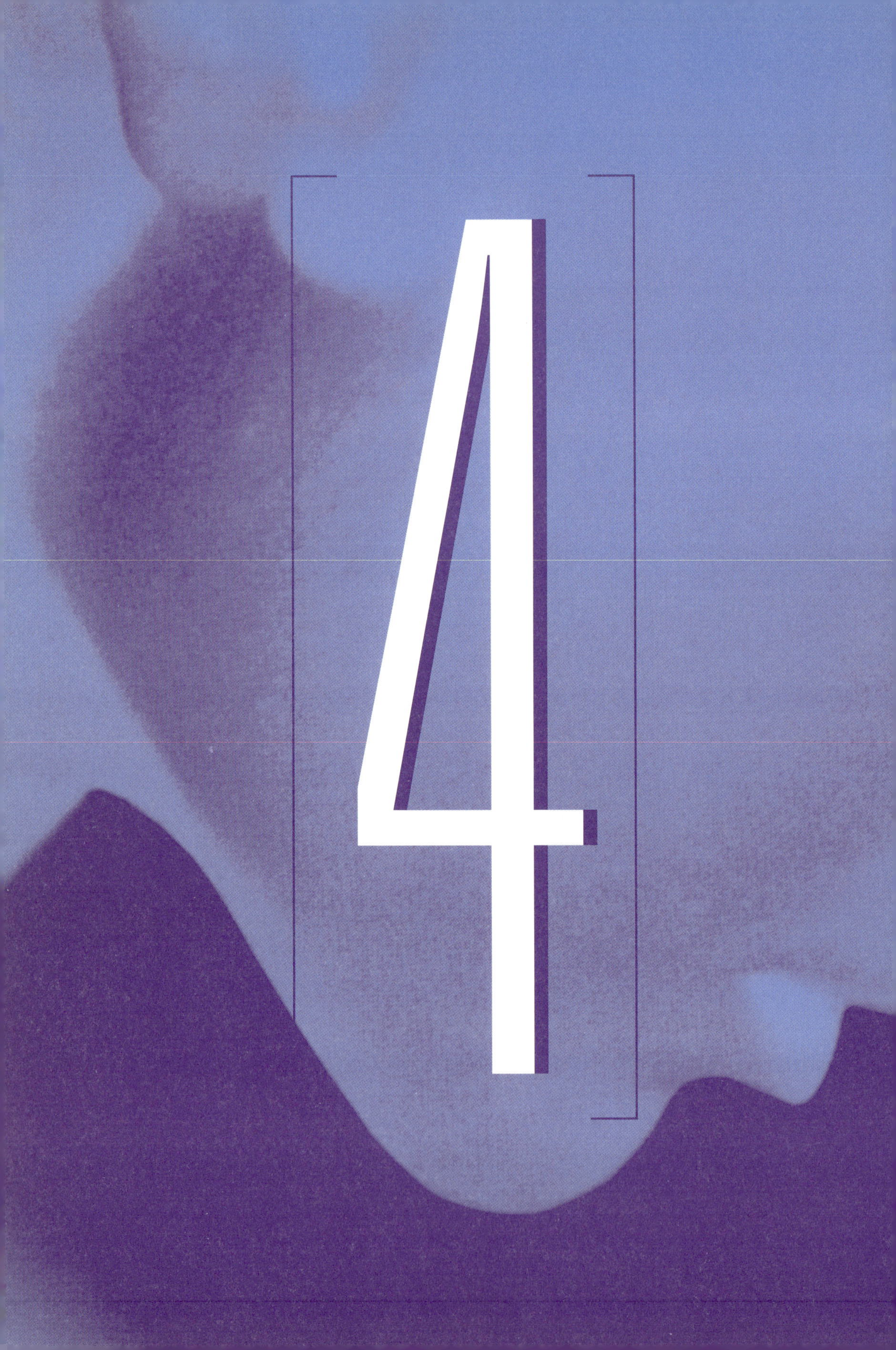
4

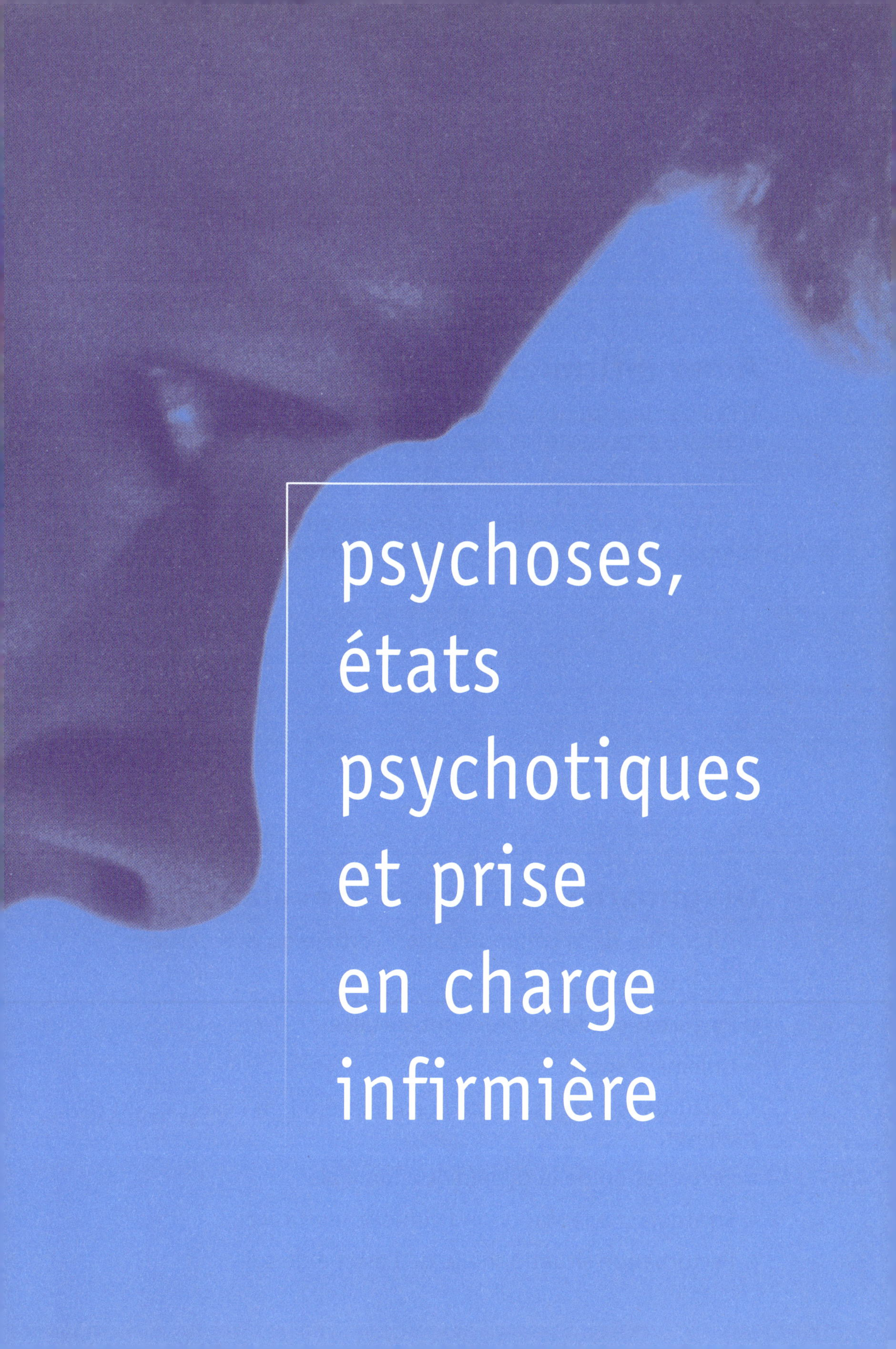

psychoses, états psychotiques et prise en charge infirmière

vous devez savoir faire...

Actes infirmiers

- Évaluer la situation d'urgence à partir de la symptomatologie présente et prendre les mesures qui s'imposent.
- Établir un climat de réassurance.
- Administrer et surveiller le traitement eu égard à l'évolution du comportement et des attitudes du patient.

Diagnostics infirmiers prévalants

- Altération de la communication verbale ou non verbale.
- Altération des opérations de la pensée.
- Perturbation des interactions sociales.
- Isolement social.
- Perturbation ou risque de perturbation dans l'exercice du rôle parental.
- Perturbation de la dynamique familiale.
- Stratégie d'adaptation individuelle inefficace.
- Perturbation situationnelle de l'estime de soi.

...donc vous devez savoir :

Connaissances requises

- Identifier les éléments d'épidémiologie propres à la bouffée délirante aiguë.
- Identifier les origines multifactorielles de la bouffée délirante aiguë.
- Reconnaître les signes cliniques de la bouffée délirante aiguë.

Bouffée délirante aiguë (BDA)

Définition

C'est un épisode bref de psychose délirante aiguë ou de psychose hallucinatoire aiguë.
La bouffée délirante aiguë survient brutalement, comme « un coup de tonnerre dans un ciel serein », chez un sujet souvent jeune sans troubles mentaux apparents.

Épidémiologie

L'âge de survenue se situe entre 18 et 35 ans.

Personnalité

La bouffée délirante aiguë survient essentiellement chez la personne psychotique (schizoïde), hystérique, déséquilibrée, immature, débile (rarement).
Dans la bouffée délirante aiguë, on ne trouve pas d'antécédent psychiatrique.

Sémiologie clinique

Le début des troubles est toujours très brutal. Le délire est aigu et survient en quelques jours, voire en quelques heures. Le sujet entre immédiatement dans un processus délirant extrême. L'entourage ne reconnaît plus le patient.
Le délire est polymorphe, tant au niveau des thèmes que des mécanismes. Les thèmes ont un caractère variable et riche (grandeur, richesse, puissance, possession, persécution, modification corporelle, influence, mysticisme). Les mécanismes sont multiples, associés, et observables (hallucinations auditives et/ou visuelles, interprétations délirantes, intuitions fausses, imagination, dépersonnalisation, etc.). Le délire s'impose au patient, il y adhère complètement. Il est incapable de distinguer la réalité et la subjectivité de « son monde ».

Troubles du comportement

Le sujet présente des troubles variables en lien avec son état délirant qui peuvent parfois le conduire à des actes médico-légaux (violence, agressivité envers lui-même ou envers autrui, agitation anxieuse, raptus suicidaire, stupeur, prostration, mutisme).

Modification de l'humeur

L'humeur du patient varie constamment. Il présente soit des états exaltés (euphorie, agitation), soit des états dépressifs (tristesse, abattement, idée de mort). Ces troubles fréquents de la thymie sont liés à l'évolution de son délire.

Altération de la conscience

Le sujet ne présente pas de désorientation spatiotemporelle ni de troubles de la vigilance. Il apparaît lucide et adapté à l'environnement, mais ses modifications de la conscience sont observables. Il apparaît confus ; il éprouve de la difficulté à se concentrer, à mémoriser, à juger : il est obnubilé.

Troubles somatiques

L'insomnie est le signe physique dominant ; elle est constante. Des conduites anorexiques, boulimiques, peuvent parfois être présentes.

Étiologie

La bouffée délirante aiguë surgit au cours :
- des périodes de la vie porteuses de traumatismes psychiques (séparation d'avec la famille, entrée en formation, deuils répétés) ;
- de périodes de la vie porteuses d'un état de surmenage ;
- de la période du post-partum (psychose puerpérale) ;

• d'une maladie organique (atteintes du système nerveux, trouble endocrinien) ;
• de l'absorption de drogues hallucinogènes.

Examens

Il faut effectuer :
• un bilan somatique, biologique ;
• la recherche :
– d'une cause organique ;
– d'une psychose puerpérale ;
– de la prise de toxiques ;
• un examen étiologique (apparition de la bouffée délirante, éléments déclenchants, antécédents).

Diagnostic médical

On constate :
• un début brutal des troubles ;
• un délire aigu ;
• un délire polymorphe et variable ;
• des perturbations de l'humeur ;
• une altération de la conscience ;
• un trouble affectif important ;
• un sujet jeune ;
• une régression des signes rapide.

Traitement

Hospitalisation

La bouffée délirante constitue une urgence psychiatrique qui implique une hospitalisation en milieu spécialisé, dans un environnement calme et rassurant. Le patient peut être hospitalisé librement ou sur la demande d'un tiers.

Traitement médicamenteux

Il consiste en l'administration, par voie parentérale, des neuroleptiques suivants :
• Nozinan® ou Largactil® (neuroleptiques ayant des effets sédatifs), à raison de 1 ou 2 ampoules de 1 mL dosées à 25 mg trois fois par jour ;
• Haldol® (antidélirant), à raison de 1 ou 2 ampoules (1 mL) dosées à 5 mg trois fois par jour. Dès la diminution des troubles, entre 8 jours et 3 semaines, le traitement médicamenteux peut être réduit et administré par voie orale ;
• lithium, métal alcalin thymorégulateur ayant un effet préventif sur les troubles récidivants de l'humeur des psychoses maniaco-dépressives et un effet curatif dans les accès maniaques et les accès dépressifs.

Sismothérapie

Elle représente une indication en cas de persistance des troubles.

Réhydratation orale

L'infirmière peut donner une bouteille d'eau ou de jus de fruits.

Psychothérapie

La prise en charge psychothérapique est nécessaire dès le début du traitement. Dans un premier temps, elle vise à réassurer le patient et à rétablir la communication. Dans un deuxième temps, elle permet de rechercher les origines de l'épisode pathologique.

Prise en charge infirmière

Soins et surveillance

Surveiller le patient afin de détecter et d'identifier l'apparition éventuelle de signes pouvant signifier l'entrée dans une autre pathologie, schizophrénie, psychose hallucinatoire chronique, par exemple.

Repérer les éléments critiques du patient par rapport à son délire.

Administrer et surveiller la prise du traitement, son efficacité, l'apparition éventuelle d'effets secondaires psychiques (sédation, indifférence affective), neurologique (dyskinésies précoces), endocriniens (prise de poids, aménorrhée, galactorrhée, gynécomastie).

Surveiller le pouls, la pression artérielle, la température. Veiller à la réhydratation du patient, à son équilibre alimentaire, les repas étant pris en chambre, puis en salle à manger.

Informer le médecin de l'évolution du comportement du patient.

Noter les observations sur le dossier de soins infirmiers et les transmettre à l'équipe infirmière.

Soins relationnels

L'infirmier a une attitude calme et positive. Il valorise les progrès du patient, en est à l'écoute sans adhérer à son délire et sans le critiquer. Il l'amène progressivement à la réalité en tenant compte de la réduction de son activité délirante.

L'infirmier propose au patient des activités sociologiques. Il l'accompagne dans les actes de la vie quotidienne, en l'aidant à fixer son attention sur l'acte (toilette, repas, etc.).

En fonction des comportements et des attitudes du patient au cours de la journée, il peut être amené à recourir à son isolement en chambre : en cas d'agitation, d'agressivité envers lui-même ou envers les tiers, afin de le protéger ainsi que ceux qui l'entourent.

À l'approche de la nuit il convient de rassurer le patient et de renforcer la surveillance. Au cours de la nuit, il est parfois nécessaire de laisser une veilleuse allumée afin de pallier une éventuelle émergence d'angoisse nocturne.

Soins éducatifs

L'infirmier informe le patient et sa famille sur son statut d'hospitalisé (loi de 1990) et éduque le patient en ce qui concerne la prise du traitement. Il informe la famille sur les troubles présentés par le patient et les explique. Il rappelle l'intérêt de la prise régulière des médicaments prescrits. L'infirmier prépare le patient à sa sortie, notamment en ce qui concerne la poursuite du traitement et le suivi psychothérapique.

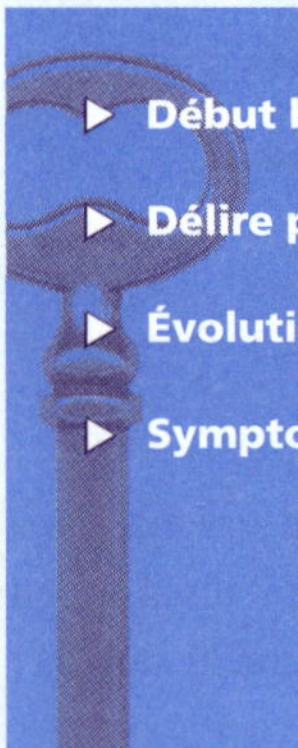

- **Début brutal**
- **Délire polymorphe**
- **Évolution limitée dans le temps**
- **Symptomatologie délirante d'emblée**

Notes

vous devez savoir faire...

Actes infirmiers

- Évaluer l'urgence somatique.
- Observer les signes de confusion mentale :
  - thymie (présentation et comportement) ;
  - anxiété (perplexité anxieuse) ;
  - ralentissement psychomoteur (obnubilation, agitation).
- Évaluer le risque de passage à l'acte auto ou hétéro-agressif.
- Créer une atmosphère empathique (un soignant référant par équipe assure la coordination des soins).
- Assurer la mise en œuvre du traitement :
  - application du traitement étiologique ;
  - surveillance du traitement symptomatique ;
  - évaluation et notation des effets du traitement.

Diagnostics infirmiers prévalants

- Altération des opérations de la pensée, associée à des troubles métaboliques, à un traumatisme ou à un dysfonctionnement neurologique.
- Altération de l'état général.
- Altération de la communication verbale.
- Perturbations des interactions sociales, isolement social associé à la confusion et au repli sur soi.
- Perturbation dans l'exercice du rôle.
- Risque d'accident associé à la confusion, à la perte de mémoire et aux perceptions fausses.
- Perturbations des habitudes de sommeil.
- Sentiment d'impuissance.

...donc vous devez savoir :

Connaissances requises

- Savoir définir et caractériser la confusion mentale.
- Citer et décrire les différentes formes cliniques de la confusion mentale.
- Décrire le syndrome de Korsakoff et le délire aigu.
- Citer les différentes causes possibles des confusions mentales.
- Énumérer les grandes lignes du traitement et de la prise en charge infirmière.

Confusion mentale

Définition

La confusion mentale se définit comme une atteinte spécifique de la conscience, le plus souvent transitoire. Il y a une altération des capacités d'éveil et de la pensée. Elle témoigne généralement d'une atteinte cérébrale. Elle représente une urgence médicale et psychiatrique qui se caractérise par :

- une obnubilation de la conscience, allant du simple engourdissement de la pensée à l'état de stupeur proche du coma ;
- une désorientation spatio-temporelle majeure ;
- un délire onirique.

C'est une psychose aiguë mais réversible.

Épidémiologie

En chirurgie-médecine, 10 à 15 % des patients hospitalisés sont atteints de confusion mentale.

Sémiologie clinique

Début de la maladie

Il est marqué par des prodromes augmentant le soir et à l'obscurité :

- céphalées intenses, pénibles ;
- insomnies, troubles du sommeil ou agitation nocturne, cauchemars ;
- anorexie, fatigabilité physique, lipothymies ;
- troubles du comportement, de l'humeur, irritabilité, surexcitation, bradypsychie ;
- actes saugrenus, errance.

Période d'état

Les signes présentés par le patient sont les suivants :

- présentation : tenue (incurie), hébétude et égarement, regard flou, lointain, mimique inadaptée, peu expressive ;
- comportement : apathie, mutisme, stupeur, agitation, impulsions, déambulations, violences, fuites ;
- langage : pauvre, haché, hésitant, chuchoté, mal articulé allant jusqu'au mutisme ;
- réactions : perplexité anxieuse, auto et hétéro-agressif ;
- syndrome physique : déshydratation (fièvre, oligurie, langue saburrale, anorexie, constipation, pouls, pression artérielle, sueurs), dénutrition, signes neurologiques non localisateurs (céphalées, insomnies, tremblements).

Formes cliniques

Forme stuporeuse

Elle est caractérisée par l'akinésie, l'obnubilation de la conscience, l'inertie, le mutisme ; elle s'accompagne aussi de troubles fonctionnels graves (refus d'aliments, sitiophobie, incontinence).

Forme hallucinatoire

C'est une forme onirique pure. Le délire onirique et l'agitation concomitante sont au premier plan, avec prédominance d'un tableau hallucinatoire aigu.

« Le délire onirique du confus constitue le degré le plus profond de la déstructuration de la conscience. Cette “conscience onirique” nous envoie à une expérience que nous vivons tous, celle du rêve. Mais la déstructuration de l'état confuso-onirique, pour si analogue qu'elle soit au rêve, est tout à la fois moins profonde et plus désordonnée que celle du rêveur. Dans le sommeil normal, le rêve déroule ses péripéties tandis que le dormeur ne bouge guère étant comme hypnotisé par l'imaginaire de son rêve. » (J.-P. Sartre)

« La psychose confuso-onirique est un rêve pathologique analogue dans sa structure, mais non identique au sommeil : il dépend d'une désorganisation du champ de la conscience. [...] De récents travaux permettent de considérer le bouleversement confuso-onirique comme une désorganisation des rapports qui lient et subordonnent veille et sommeil rapide, blocage du tonus et réactions aux stimuli, et surtout le travail imaginaire de l'inconscient et la pensée adaptée à la réalité [processus primaire et secondaire de Freud]. » (Freud)

Forme du sujet âgé

Étiologies du syndrome confusionnel du sujet âgé :
- privation de sommeil et perturbations du cycle veille sommeil ;
- déprivation sensorielle, surdité, surcharge sensorielle ;
- stress psychologique et social ;
- changement brutal des repères spatiaux, résultat du changement de lieu de vie, maison de retraite, voyages ;
- présence d'affection organique (infarctus du myocarde, hématome extra-dural, déshydratation, état infectieux) ;
- médicaments engendrant un état confusionnel.

Formes particulières

Syndrome de Korsakoff

On désigne ainsi un syndrome confusionnel ou prédominant, caractérisé par une amnésie de fixation, de fausses reconnaissances, la fabulation, et auquel s'associe une polynévrite (voir « Complications chroniques », p. 57).

Délire aigu

C'est un syndrome confusionnel malin d'évolution suraiguë généralement mortel. Il est caractérisé du point de vue psychique par une confusion profonde ou un délire onirique intense avec agitation très violente. Du point de vue somatique, il correspond à une grave atteinte de l'état général avec hyperthermie, déshydratation et hyperazotémie.

Examens

Il faut effectuer :
- la recherche d'antécédents ;
- une anamnèse familiale ;
- des examens paracliniques en urgence : glycémie, calcémie, créatinémie, urémie, puis, secondairement, NFS, VS, hémoculture, ECBU, recherche de toxiques (notamment alcool) dans le sang et les urines, radiographie pulmonaire, scanner cérébral, ECG.

Diagnostics différentiels

Mélancolie stuporeuse

Le patient mélancolique offre un faciès douloureux, triste, alors que celui du confus est complètement hébété, ahuri, égaré.

Épisode catatonique aigu ou dissociatif aigu

Les éléments signant une schizophrénie catatonique sont les signes dissociatifs.

Bouffée délirante polymorphe

La distinction entre un onirisme d'origine psychiatrique et un onirisme confusionnel n'est pas évidente. La recherche d'une désorientation, de troubles physiques est indispensable.

Manie agitée

Dans la manie, les idées, bien qu'associées entre elles, restent compréhensibles.

Épilepsie temporale

À la phase « d'état crépusculaire », le patient vit des images oniroïdes avec des troubles de la conscience.

Tumeur frontale

Les signes d'indifférence, d'apathie du syndrome frontal conjugués avec des troubles démentiels peuvent être confondus avec une forme stuporeuse de confusion.

Diagnostic étiologique

Des troubles endogènes ou exogènes peuvent être à l'origine d'un état confusionnel.

Causes infectieuses

Elles sont :
- virales : HIV, oreillons, grippes, méningo-encéphalites… ;
- bactériennes : tuberculose, typhoïde, syphilis, septicémie ;
- parasitaires : paludisme, toxoplasmose, rickettsie, bilharziose, filariose.

Causes toxiques

Elles sont diverses :
- alcoolisme : aigu (ivresse confuse), chronique (delirium tremens, encéphalopathie hépatique, syndrome de Gayet-Wernicke, de Korsakoff). Il faut craindre une hypoglycémie, un hématome sous-dural, une hémorragie méningée, une crise d'épilepsie ;
- intoxications : drogues, champignons ;
- intoxications médicamenteuses : intoxication volontaire (tentative de suicide), surdosage de médicaments sur terrain débilité, psychotropes et antiparkinsoniens, corticoïdes, antituberculeux, antibiotiques, digitaline et atropine ;
- intoxications accidentelles et professionnelles : oxyde de carbone, plomb, mercure…

Causes endocriniennes et métaboliques

Ce peut être :
- des troubles thyroïdiens : insuffisance surrénale aiguë, parathyroïde… ;
- un diabète, une hypersécrétion d'hormone antidiurétique (ADH) ;
- une hypercalcémie, une hypoglycémie ;.
- une porphyrie aiguë intermittente, une avitaminose PP-B1, une insuffisance rénale.

Affections cérébro-méningées

Il peut s'agir :
- d'un traumatisme crânien (hématomes extradural et sous-dural, hémorragie méningée) ;
- de tumeurs cérébrales ;
- d'un accident vasculaire cérébral ;
- d'épilepsie, de sismothérapie ;
- de démence.

Causes cardio-respiratoires

Elles sont diverses :
- insuffisance respiratoire aiguë ;
- infarctus, embolie, endocardite, anémie, hypertension artérielle.

Stupeur émotionnelle

Craindre un raptus suicidaire.

Évolution d'une maladie psychiatrique connue

Il peut s'agir de manie, mélancolie, schizophrénie, délire.

Traitement

La confusion mentale est une urgence médicale et psychiatrique nécessitant une hospitalisation. La collaboration entre médecins, internistes et psychiatres s'impose, compte tenu de la complexité de la pathologie.

Dans un premier temps, le patient est hospitalisé dans un service de médecine de soins intensifs qui met en œuvre les premières actions thérapeutiques.

Dans un deuxième temps, en fonction de l'état général du patient et des causes de la confusion, le patient est orienté en service de psychiatrie.

Dans certains cas, le patient peut être orienté dans un service de réanimation (formes gravissimes) ou dans un service de neurologie (tumeur cérébrale).

Traitement symptomatique

C'est une association de :
- soins relationnels et soins généraux avec surveillance permanente dans une chambre en semiclarté et sous la présence d'un infirmier rassurant (si possible toujours le même) pour faciliter la stabilité des repères spatio-temporels ;
- réhydratation pour corriger les désordres électrolytiques et métaboliques. Elle se fait de préfé-

rence *per os* : environ 4 à 6 litres de boissons riches en sucres et en sels minéraux (jus de fruits, tisanes, bouillons de légumes). En cas d'agitation importante le médecin prescrit un neuroleptique sédatif pour permettre la réhydratation du patient par voie intraveineuse.

Traitement médicamenteux

Traitement sédatif par neuroleptiques (sédation de l'agitation, de l'onirisme) dans les formes agitées, anxieuse : Barnétil®, Loxapac® (200 mg) ou Largactil® (500 mg en intramusculaire, renouvelable) dans les formes avec hallucinations (onirisme intense) : Haldol® en intramusculaire. Il est indispensable de surveiller les réactions du patient à ce traitement, les effets secondaires des neuroleptiques pouvant aggraver la confusion.
On doit y ajouter une vitaminothérapie B et C : vitamines B, B6 dans la perfusion. La vitaminothérapie B-B6-PP doit être instaurée rapidement en cas de delirium tremens pour éviter une éventuelle encéphalopathie.
Il faut arrêter tout traitement antérieur à l'état confusionnel : il est indispensable d'interrompre tous les traitements, à l'exception des antibiotiques lors d'un état infectieux.

Sismothérapie

Elle peut être envisagée exceptionnellement dans les formes gravissimes.

Traitement étiologique

Il peut être envisagé et mis en œuvre parallèlement.

Prise en charge infirmière

Soins techniques

L'infirmier doit :
- administrer les traitements (injections intramusculaires, intraveineuses, perfusions) ;
- effectuer les soins d'hygiène (aide à la toilette, plusieurs fois par jour soins de bouche, des dents, des yeux) ;
- prévenir les escarres ;
- réhydrater le patient et surveiller son état d'hydratation ;
- établir et surveiller la courbe de la diurèse ;
- prendre et surveiller les constantes (pouls, pression artérielle, température) ;
- mesurer et noter les apports caloriques, hydriques ;
- évaluer et surveiller le sommeil, ainsi que l'état de conscience du patient.

Surveillance et observations

La surveillance infirmière doit être constante et étroite. Il faut noter chaque jour les observations cliniques sur une fiche spécifique du dossier de soins. L'infirmier observe et note les différents comportements ou attitudes du patient, en renforçant cette surveillance à l'approche de la nuit. Il informe le médecin de l'évolution de l'état du patient.

Soins relationnels

La relation avec le patient est primordiale à toutes les étapes de la prise en charge (situation d'urgence et durant l'hospitalisation). L'infirmier doit favoriser l'ensemble des attitudes visant à maintenir un lien avec le patient pour lui permettre de disposer d'un maximum de repères en référence à la réalité.

L'infirmier, à l'arrivée du patient, doit l'installer, seul, dans une chambre calme avec un semi-éclairage permanent, afin de diminuer l'état d'anxiété et d'onirisme.

Des mesures élémentaires de sécurité doivent être mises en œuvre (fenêtre verrouillée, retrait d'objets dangereux, etc.) pour préserver le patient ainsi que les autres malades et éviter les accidents liés à la désorientation et à l'onirisme (fugue, actes auto et hétéro-agressifs, etc.).

Il convient d'éviter au maximum le recours à la contention et à la force. Au cours de l'hospitalisation, l'infirmier doit aider le patient à se construire des repères (locaux de l'unité de soins, équipe soignante, etc.) pour favoriser une reprise avec la réalité.

Conclusion

L'évolution des troubles est liée aux causes de la confusion. Elle est le plus souvent favorable, mais peut cependant laisser quelques séquelles. De nos jours, la mort du patient est exceptionnelle.

- **Désorientation spatio-temporelle**
- **Obnubilation**
- **Onirisme**
- **Troubles du sommeil**
- **Troubles mnésiques**

Notes

vous devez savoir faire...

Actes infirmiers

- Observer le comportement de la mère.
- Identifier les signes de dépression.
- Repérer les risques de violence.
- Instaurer une attitude rassurante et ferme.
- Élaborer en équipe une stratégie de soins.
- Surveiller les constantes.
- Surveiller la prise du traitement et ses effets.
- Noter et transmettre les informations.

Diagnostics infirmiers prévalants

- Risque de violence envers soi et/ou envers les autres.
- Anxiété.
- Perturbations de l'exercice du rôle parental.
- Stratégie d'adaptation individuelle inefficace.
- Stratégie d'adaptation familiale inefficace.
- Perturbation des habitudes de sommeil.

...donc vous devez savoir :

Connaissances requises

- Identifier les éléments d'épidémiologie propres à la psychose puerpérale.
- Reconnaître les signes cliniques de la psychose puerpérale.

Psychose puerpérale

Définition

La psychose puerpérale, état confusionnel accompagné d'un délire aigu et de troubles thymiques importants, intervient dans la période du post-partum, entre trois et cinq jours après l'accouchement. Elle est parfois précédée par une période de cauchemars, d'agitation ou d'un « post-partum blues ».

Épidémiologie

La période de risque se situe en général au cours des premières semaines qui suivent l'accouchement. Cette pathologie atteint plus particulièrement la primipare âgée de plus de 30 ans. La fréquence de la psychose puerpérale est de 1 ou 2 cas pour 100 accouchements.

Personnalité

Il s'agit souvent d'une patiente immature, à la personnalité limite, parfois d'une patiente psychopathique.

Sémiologie clinique

La psychose puerpérale apparaît brutalement. Elle est précédée, vers le troisième jour, par le syndrome, du « post partum blues », ou par une période d'agitation ou des troubles du sommeil (cauchemars importants). La clinique est celle de la bouffée délirante aiguë avec un état confusionnel et onirique.

Modification de l'humeur

On observe une alternance entre des périodes de forte dépression et des périodes d'excitation.

Modification de la conscience

Les troubles de la vigilance sont importants, variant de la stupeur à l'agitation.

Délire

Un délire centré sur la naissance et l'enfant se manifeste, ainsi qu'une négation de la maternité : « l'enfant n'est pas né, il a été volé, il appartient à une autre mère... ». Le délire est riche, avec des hallucinations, des bouffées oniroïdes.

Étiologie

Il faut rechercher une cause gynécologique, une rétention placentaire et évaluer les conditions psychologiques de l'accouchement. Il faut également procéder à une recherche de troubles psychiques durant la grossesse (troubles névrotiques, psychotiques, état dépressif), à une recherche d'antécédents psychiatriques personnels et/ou familiaux.

Diagnostic médical

On note :
- un début brutal ;
- une confusion immédiate ;
- des fluctuations de l'humeur lors de la montée de lait ;
- une tristesse intense, des crises de larmes ;
- des idées funèbres, terrifiantes ;
- une anxiété forte ;
- des plaintes hypocondriaques ;
- de l'agressivité ;

- un sentiment d'incapacité à s'occuper du nourrisson.

Diagnostics différentiels

La psychose puerpérale doit être différenciée :
- d'une complication organique du post-partum ;
- d'une bouffée délirante ;
- d'une entrée dans la schizophrénie ;
- d'un premier accès de psychose maniaco-dépressive.

Traitement

L'hospitalisation dans une unité spécialisée est indispensable, mais elle sépare la mère de l'enfant et doit donc être limitée dans le temps. Après stabilisation des troubles, une orientation vers une structure de soins « mère-enfant » est possible.

Traitement médicamenteux

Il associe :
- les neuroleptiques : Largactil® en gouttes, 160 mg par jour en 3 prises ;
- les antidépresseurs ;
- les anxiolytiques.

Sismothérapie

La sismothérapie est nécessaire dans le cas de troubles graves, ainsi que dans le cas où les troubles persistent après un traitement aux neuroleptiques.

Psychothérapie

La psychothérapie vise à réinstaurer la relation de la mère avec l'enfant et à assurer à l'enfant une prévention en santé mentale.

Prise en charge infirmière

Soins techniques

L'infirmier doit :
- préparer et donner les médicaments prescrits ;
- s'assurer de la prise effective du traitement ;
- relever et consigner les constantes ;
- installer la patiente dans une chambre calme, à proximité du poste de soins.

Soins relationnels

Il est très important d'observer très finement la relation mère-enfant afin de travailler à reconstruire des liens entre la mère et cet enfant à travers la prise en charge quotidienne du nouveau-né. Un référent doit être désigné et un projet thérapeutique élaboré.

L'infirmier doit avoir une attitude rassurante, établir une relation de confiance avec la patiente et faciliter l'expression.

L'infirmier doit également aider la patiente à renouer le contact avec l'enfant, avec son environnement, favoriser la relation familiale (père), favoriser la réinsertion socio-familiale.

Surveillance et observation

Il faut mettre en place un dispositif de surveillance étroit durant les trois premiers jours.

Il convient de surveiller l'efficacité du traitement et de repérer les éventuels effets secondaires indésirables des neuroleptiques (effets psychiques comme la sédation, l'indifférence affective ; effets neurologiques comme les dyskinésies précoces ; effets endocriniens comme la prise de poids parfois importante), des antidépresseurs (euphorie, excitation, sueurs, vertiges, céphalées, hypotension

orthostatique) et des anxiolytiques (somnolence, hypotonie, sensations ébrieuses).
L'infirmier doit apprécier la régression des troubles et noter les observations sur le dossier de soins infirmiers ou les transmettre oralement.

Conclusion

L'évolution est en général favorable, les symptômes disparaissant en 3 à 6 mois.

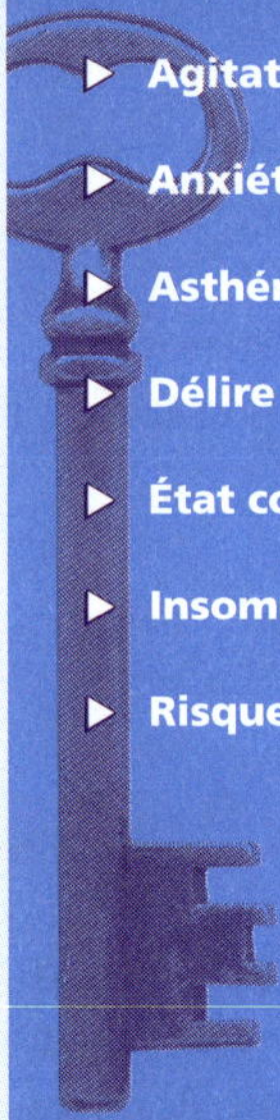

- **Agitation**
- **Anxiété**
- **Asthénie**
- **Délire onirique**
- **État confusionnel**
- **Insomnie, cauchemar**
- **Risque de suicide**

Notes

vous devez savoir faire...

Actes infirmiers

- Relever les expressions courantes orientées vers une pathologie maniaque :
  - l'excès d'activité ;
  - l'excitation psychique ;
  - l'exaltation de l'humeur ;
  - le déchaînement instinctivo-affectif.
- Observer les signes de l'accès maniaque :
  - la présentation (débraillée, extravagante), le visage enjoué, animé ;
  - la thymie ;
  - l'exaltation ;
  - le désordre et les processus psychiques ;
  - les troubles affectifs ;
  - les troubles du comportement ;
  - les troubles de l'idéation ;
  - les troubles somatiques.
- Surveiller :
  - les troubles affectifs (l'euphorie, l'optimisme exagéré laissant croire au malade qu'il peut tout entreprendre et tout réussir) ;
  - l'hyperactivité (risque d'épuisement physique total) ;
  - les troubles somatiques.
- Appliquer et surveiller le traitement médicamenteux.
- Noter les effets indésirables du traitement.

Diagnostics infirmiers prévalants

- Altération de la communication verbale.
- Fatigue liée à l'hyperactivité.
- Déficit nutritionnel.
- Altération des opérations de la pensée.
- Perturbation de la dynamique familiale.
- Perturbation de l'estime de soi.
- Modification de la sexualité.
- Perturbation des habitudes de sommeil.
- Perturbation des interactions sociales.

...donc vous devez savoir :

Connaissances requises

- Dans l'approche psychopathologique, connaître et comprendre les différents mécanismes entrant en jeu dans la manie.

(Maniaque)

Manie

Définition

L'accès maniaque est un état de surexcitation psychique qui se caractérise par une exaltation de l'humeur et une agitation motrice.

Épidémiologie

Selon une enquête de l'INSERM effectuée en 1993, la manie représente 12 % des états délirants.

Sémiologie clinique

Le début de l'accès maniaque est souvent brutal, sans prodrome prononcé à l'exception de troubles du sommeil, insomnie avec absence de fatigue. La phase d'état est caractéristique.

Présentation

Elle est typique. Le sujet arbore une tenue fantaisiste, extravagante, voire débraillée et impudique. Il présente une hypermimie, un maniérisme ; son visage est toujours animé, mobile, il fait des grimaces, lance des clins d'œil chargés de sous-entendus. Il parle sans cesse (logorrhéique). Il est tantôt joyeux ou ironique, remettant en cause son entourage, tantôt agressif.

Contact

Le sujet est hypersyntone, familier, jovial, facile, parfois coléreux ou érotique.
Le sujet a une réelle capacité à se mettre en symbiose avec son environnement ; il peut faire preuve d'une lucidité remarquable et émettre des critiques pertinentes sur un mode ironique.

Excitation psychomotrice

Le sujet bouge constamment. Il présente une agitation désordonnée, inadaptée et stérile. Il va et vient sans arrêt, débute des activités qu'il abandonne rapidement. Cette agitation traduit son excitation psychique. Par ailleurs, le patient présente une forte exaltation sexuelle. Il tient des propos érotiques et parfois obscènes.
Son comportement alimentaire est également modifié (boulimie, ivresse).

Humeur euphorique

Elle est exaltée, expansive. Le patient est optimiste, heureux, il trouve la vie facile et pense qu'il peut tout réussir. Cependant son humeur présente un caractère instable avec des passages du rire aux larmes, de l'euphorie à la tristesse.

Humeur labile

Fuite des idées, excitation psychique

Son attention volontaire est dispersée. Le sujet est sensible à tout. Ses représentations mentales sont accélérées, l'association des idées est superficielle, il passe « du coq-à-l'âne », fait des jeux de mots. Son imagination est exaltée, il exprime des fabulations pseudo-délirantes, il exprime des idées de grandeur, de toute-puissance, avec cependant une adhésion partielle.

Troubles somatiques

Le sujet semble infatigable, malgré une insomnie importante. Il se lève tôt, dort peu. Il présente un amaigrissement malgré un comportement boulimique. Une fièvre légère, une tachycardie accompagnée d'hypotension se rencontrent fréquemment chez le sujet maniaque.

Formes cliniques sémiologiques

Hypomanie

Elle passe souvent inaperçue. Dans la forme atténuée du syndrome, le sujet présente :

• une excitation intellectuelle (le sujet fait preuve de créativité, d'initiatives) ;
• une hyperactivité mal contrôlée avec un risque de décision rapide ;
• des troubles du caractère (le sujet est intolérant, agressif, vindicatif) ;
• une insomnie sans autre trouble somatique.

Manie délirante

Le sujet a des idées délirantes labiles, avec des thématiques de type mégalomaniaque, érotomaniaque, mystique, reflétant un sentiment de puissance, de grandeur. Il adhère complètement à son délire.

Manie confuse ou fureur maniaque

Elle se caractérise par une agitation avec un obscurcissement de la conscience. Dans les formes graves, le tableau se confond avec celui du délire aigu.

États mixtes maniaco-dépressifs

Les symptômes de la mélancolie et de la manie sont intriqués, intrication tout à fait compréhensible puisque manie et mélancolie sont les deux termes antagonistes d'une même structure conflictuelle de la conscience.

Formes cliniques évolutives

Manies chroniques : à la suite d'une ou de plusieurs crises maniaques s'installe parfois un comportement maniaque. Ce passage à la chronicité s'observe notamment chez les femmes.

États maniaques dans les syndromes endocriniens

Ce sont :
• les manies de la puberté ;
• la manie puerpérale ;
• la manie de la ménopause.

Autres formes cliniques

Il s'agit de :
• la manie du deuil, qui survient à la suite de la perte d'un être cher ;
• la manie d'épuisement, consécutive à une somme de facteurs de stress qui s'inscrivent dans la durée.

Formes étiologiques

Ce sont les « manies symptomatiques ».

Accès maniaque sénile et présénile

Certains troubles de la nutrition cellulaire d'origine vasculaire, les auto-intoxications par insuffisance de certains organes (foie, rein, etc.) peuvent déclencher chez les personnes âgées des accès maniaques. Ce syndrome peut parfois constituer le début d'une démence sénile.

Accès maniaque toxique

L'alcool, la cocaïne, les amphétamines, la cortisone, le haschich entraînent au début de l'intoxication ou de l'ivresse une inversion de l'humeur. Ces accès maniaques peuvent être comparés à ceux déclenchés par les médicaments antidépresseurs au cours des états mélancoliques qui réalisent aussi l'inversion de l'humeur.

Accès maniaque post-traumatique

Il est souvent observé après un coma qui, quand il ne guérit pas, évolue vers une démence post-traumatique.

États maniaques dans les affections du diencéphale et de la région hypothalamique

Ces états sont dus à des tumeurs de cette région qui provoquent un dérèglement de l'humeur où prédominent colère et agressivité.

Psychopathologie

Il s'agit, dans la manie, d'une régression au stade libidinal oral (prégénital), d'une libération de pulsions. Pour Freud : « cette orgie » et cette fureur libidinale dans l'accès maniaque sont considérées comme une « régression soudaine aux stades infantiles antérieurs à toute contrainte extérieure », c'est-à-dire jusqu'au stade oral. Les pulsions se libèrent, notamment les pulsions orales prégénitales.
La manie est, à cet égard, le contraire de la mélancolie tant qu'elle précipite le syndrome dans la satisfaction de ses pulsions.

Examens

Recherche d'une cause organique

Examens cliniques préalables :
- rénal ;
- cardio-vasculaire ;
- thyroïde ;
- œdèmes.

Examens complémentaires :
- NFS, VS, ionogrammes sanguin et urinaire, glycémie ;
- bilan rénal : créatinine, urémie, recherche de protéinurie, hématies, leucocytes ;
- bilan cardiaque : auscultation, pression artérielle, ECG ;
- bilan hépatique ;
- bilan neurologique : clinique, EEG.

Recherche des antécédents personnels et familiaux

Entretien.

Diagnostic

Il repose sur les signes suivants :
- la présentation caractéristique du sujet ;
- l'exaltation de l'humeur ;
- l'agitation motrice ;
- l'excitation psychique ;
- les antécédents personnels et familiaux.

Diagnostics différentiels

Devant un premier accès d'allure maniaque, il est nécessaire d'éliminer les diverses étiologies d'excitation psychomotrice, en particulier organiques, surtout si le syndrome ne présente pas d'antécédents thymiques.

Syndrome d'excitation psychomotrice

On le retrouve dans les pathologies suivantes :
- bouffée délirante aiguë ;
- schizophrénie catatonique agitée ;
- manie atypique ;
- confusion mentale agitée ;
- ivresse, intoxication ;
- épilepsie ;
- psychopathie ;
- hystérie.

Manie symptomatique organique

Elle peut dépendre des pathologies suivantes :
- tumeur cérébrale, traumatisme crânien ;
- hémorragie méningée ;
- syndrome frontal ;
- encéphalite, paralysie générale ;
- sclérose en plaques ;
- intoxication à l'oxyde de carbone (CO) ;
- hypoglycémie, hyperosmolarité ;
- maladie de Basedow, d'Addison, de Cushing.

Bouffée délirante aiguë

Présence de troubles thymiques habituels.
En faveur de la bouffée délirante, on retient :
- l'absence d'antécédents personnels et familiaux de troubles thymiques ;
- la prédominance du délire sur les troubles thymiques ;

- l'antériorité du délire par rapport aux troubles thymiques ;
- la présence au premier plan d'hallucinations.

Manie atypique

La dissociation propre à la schizophrénie donne au tableau maniaque une note discordante. On parle alors de manie atypique. On observe :
- des associations incohérentes ;
- des « coq-à-l'âne » incompréhensibles ;
- une euphorie grinçante ;
- un isolement.

Confusion mentale

Dans sa forme agitée, elle pose des problèmes diagnostiques par rapport à la manie. On note :
- l'absence d'antécédents personnels ou familiaux thymiques ;
- la présence constante d'obnubilation et de désorientation spatio-temporelle ;
- un tableau hallucinatoire onirique ;
- la présence d'angoisse.

Ivresse et intoxication

Le diagnostic différentiel est difficile dans ce cas en raison des formes maniaques « arrosées » par l'alcool ou d'autres toxiques. L'intoxication peut être primaire et engendrer ensuite un tableau d'excitation psychomotrice, ou secondaire au tableau maniaque typique – manie arrosée ou dipsomaniaque. Un certain nombre d'intoxications médicamenteuses peuvent donner un tableau d'allure maniaque : aux corticoïdes, à la L-dopa, aux izoniazédo-anorexigènes.

Épilepsie

Dans les suites d'une crise d'épilepsie, on peut observer un tableau d'agitation (fureur épileptique) qui s'accompagne toujours d'obnubilation de la conscience.

Psychopathie et hystérie

Dans les conduites psychopathiques, on observe parfois la présence de conduites médico-légales. En faveur de la psychopathie, on retient :
- les caractéristiques évolutives de la biographie ;
- le déclenchement et les accès qui apparaissent à la suite de frustrations mineures ;
- la fréquence des actes auto ou hétéro-impulsifs.

Dans l'hystérie, la crise d'agitation psychomotrice est parfois difficile à éliminer en raison de la théâtralité de l'expression affective. La recherche des signes somatiques de la manie et de l'hyperhidrose (exagération de la sécrétion sudorale) repose sur de bons arguments diagnostiques.

Traitement

L'accès maniaque est une urgence thérapeutique qui nécessite une hospitalisation en service de psychiatrie. La sauvegarde de justice est systématique. Le traitement commence en milieu hospitalier.

Traitement médicamenteux

➡ **Les neuroleptiques :** les sédatifs à fortes dose sont très bien supportés par les maniaques. Dans un premier temps (les trois premiers jours), ils sont administrés par voie intramusculaire, puis par voie orale :
- Nozinan® (le plus puissant) ;
- Tercian® ;
- Barnétil® ;
- Droleptan® ;
- Haldol® ;
- Loxapac® ;
- Pondide®.

➡ **Les sels de lithium :** la posologie efficace est difficile à déterminer et s'obtient grâce à un dosage régulier du taux de lithium dans le sang, l'augmentation des doses se faisant progressivement en fonction des taux de lithiémie. La lithiémie efficace se situe entre 0,7 et 1 mg/L. On commence par administrer deux comprimés de carbonate de lithium en deux prises, puis on augmente, comprimé par comprimé, avec vérification de la lithiémie 48 heures après chaque changement de dose.

Traitement psychothérapique

Dès la sédation de l'agitation maniaque, une thérapie de soutien peut être envisagée mais la psychothérapie analytique et la psychanalyse classique ne sont pas des thérapies pertinentes dans l'accès maniaque.

Prise en charge infirmière

Il faut installer le patient dans une chambre individuelle, calme, isolée et sous surveillance.

Soins techniques

Ils consistent à :
- administrer le traitement neuroleptique et surveiller ses effets ;
- administrer le traitement par voie intramusculaire les trois premiers jours ;
- lorsque le traitement est prescrit sous forme de comprimés ou de gouttes, s'assurer de la prise effective du traitement par le patient ;
- surveiller les effets secondaires et rester vigilant lors du passage du traitement parentéral à la voie orale car il existe un risque de passage à l'acte suicidaire ;
- surveiller les prodromes de l'inversion brutale de l'humeur, de l'apparition d'une phase dépressive ;
- noter le retour des règles ;
- prendre les constantes, pouls, pression artérielle, température.

- surveiller les effets secondaires du traitement au lithium :
  – troubles digestifs (gastralgies, nausées et diarrhées), prise de poids, tremblements, asthénie, faiblesses musculaires, parfois petits troubles sexuels et baisse de la créativité ;
  – incidents et accidents : ralentissement intellectuel, confusion, hypothyroïdie, intoxication qui implique une lithiémie d'urgence, l'arrêt du traitement, la réanimation si nécessaire ;
  – prodromes : tremblements, troubles de l'équilibre, somnolence, ralentissement idéatoire ;
  – confusion mentale pouvant aller vers le coma ;
  – risque tératogène en cas de grossesse.

Soins relationnels

La relation avec le patient doit être ferme vis-à-vis de ses extravagances verbales et comportementales. Il est contre-indiqué de plaisanter avec lui sur ses extravagances. Il faut surveiller étroitement son activité et savoir la gérer, offrir au patient des activités dès qu'il sera en mesure de rétablir des relations sociales correctes.

Soins éducatifs

Au patient

L'infirmier doit l'aider à comprendre l'intérêt de son traitement et de son suivi médical après son hospitalisation.

À la famille

On doit apprendre à l'entourage du patient à repérer les éventuels signes de récidive et la nécessité de la prise en charge médicale.

- **Absence de fixation**
- **Agitation**
- **Euphorie expansive**
- **Exaltation de l'humeur**
- **Excitation psychomotrice**
- **Fuite des idées**
- **Hyperactivité**
- **Hypermnésie**
- **Hypersintonie**
- **Hypomanie**
- **Insomnie**
- **Logorrhée**

vous devez savoir faire...

Actes infirmiers

- Relever les expressions orientant vers une pathologie dépressive sévère ou mélancolique :
  - le ralentissement des activités physiques ;
  - la baisse du rendement intellectuel ;
  - une asthénie ;
  - des troubles du comportement.
- Observer les signes de la mélancolie :
  - la présentation : aspect figé, tête fléchie, visage triste, oméga frontal ;
  - l'inhibition psychomotrice, forme aggravée de l'asthénie ;
  - les sentiments dépressifs ;
  - les troubles somatiques.
- Surveiller la qualité de l'humeur.
- Apprécier le risque suicidaire :
  - le désir et la recherche de la mort étant constants chez le sujet mélancolique, accroître la vigilance aux premières heures de la matinée qui sont le plus à redouter ;
  - maintenir les fonctions vitales.
- Établir une relation soignant-soigné fondée sur la confiance et le réconfort :
  - permettre l'expression de la douleur ;
  - exercer une écoute active.
- Surveiller le traitement médicamenteux :
  - surveiller les éventuelles complications psychiques ou somatiques ;
  - noter les effets indésirables du traitement.

Diagnostics infirmiers prévalants

- Altération de la communication verbale.
- Altération de la mobilité physique.
- Fatigue.
- Altération des opérations de la pensée.
- Sentiment d'impuissance.
- Perte d'espoir.
- Perturbation de l'estime de soi.
- Perturbation dans l'exercice du rôle.
- Perturbation de la dynamique familiale.
- Perturbation des habitudes du sommeil.
- Isolement social.
- Incapacité (partielle ou totale) à s'alimenter.
- Incapacité (partielle ou totale) à effectuer ses soins d'hygiène.

...donc vous devez savoir :

Connaissances requises

- Connaître les différents mécanismes entrant en jeu dans la mélancolie.
- Comprendre ces mécanismes.
- Identifier les signes cliniques de la mélancolie :
  - signes mentaux :
    - humeur triste ;
    - pessimisme envahissant le champ de la conscience ;
    - douleur morale ;
    - inhibition et aboulie ;
    - idées d'indignité ;
    - auto-accusation ;
    - hypocondrie ;
    - recherche obstinée de la mort ;
  - signes physiques :
    - troubles du sommeil ;
    - troubles de l'alimentation ;
    - troubles de la sexualité.
- Connaître les circonstances d'apparition et l'évolution de l'accès mélancolique.
- Connaître les différentes formes de la mélancolie.

Mélancolie

Définition

La crise de mélancolie est un état de dépression intense vécu avec un sentiment de douleur morale, caractérisé par le ralentissement et l'inhibition des fonctions psychiques et psychomotrices.

Épidémiologie

Il semble que la psychose maniaco-dépressive soit en partie due à des facteurs héréditaires.

Sémiologie

La présentation est caractéristique. La mimique du patient est figée, elle exprime la souffrance et la douleur. Sa tenue est sale (incurie). Il est prostré, ses mouvements sont lents et rares, chaque geste lui demande un effort important.
Du point de vue du son langage, ses paroles sont rares, il murmure ses réponses, son ton est monocorde. Le plus souvent il est même mutique et présente une lenteur dans sa relation avec les autres.

Syndrome mental

L'état du patient s'améliore le soir et s'aggrave le matin. Le patient fait preuve d'un pessimisme centré sur le malheur et la faute. Il est atteint d'une tristesse profonde, pathologique, qui amène à un sentiment d'insécurité. Sa douleur morale se manifeste par l'ennui, le désespoir et les regrets. Le mélancolique est bloqué dans le passé et l'avenir n'existe plus pour lui.

Ralentissement moteur

Le patient a du mal à se mouvoir. Il renonce aux activités les plus élémentaires comme la toilette et l'habillement. Il se sent dans un tel état d'épuisement qu'il est incapable d'agir ou de prendre une décision. Il éprouve un sentiment d'impuissance totale. Il se présente assis, immobile, le corps plié, la tête fléchie, abandonné à l'inertie. Le sujet est complètement dans la douleur, occupé et fasciné par celle-ci. Il présente une véritable asthénie vitale, fatigué, épuisé, il n'a plus de force pour se mouvoir.

Ralentissement psychique (bradypsychie)

Le sujet présente une lenteur d'idéation, sa pensée est vide. Son débit verbal est lent avec des pauses, des soupirs et des phases de semi-mutisme, voire de mutisme. Ses troubles de l'attention et de concentration sont importants. Il est dans une incapacité de réflexion, mais il ne présente pas de trouble de la mémoire, ni de confusion, ni de désorientation.

Humeur dépressive

Aucune souffrance physique ne peut égaler cette douleur morale, car elle occupe complètement le champ de la conscience. Elle est recherchée par le sujet. Elle s'exprime par :

- un pessimisme, un dégoût de la vie, son avenir est bouché. Le patient ressent un sentiment d'incurabilité : « il n'y a plus d'avenir en moi » ;
- une tristesse pathologique fatale, profonde, un ennui ;
- une anesthésie affective, une sensation de catastrophe immédiate qui ne peut qu'arriver.

Le sujet ne recherche aucune aide.

Idées mélancoliques délirantes

Elles sont en liaison directe avec la douleur morale. Le patient ressent une culpabilité profonde (autodépréciation). Il s'accuse de fautes, de péchés et, dans la majorité des cas, pour des faits insignifiants : « je suis moins que rien et je dois être condamné pour mes péchés » (auto-accusation). Il pense qu'il doit recevoir le châtiment mérité, attendu (autopunition). Il se considère comme indigne d'estime, déshonoré, damné. Il présente une anesthésie affective qu'il accepte très difficilement. Il se reproche de ne plus pouvoir aimer comme autrefois.

Il exprime des plaintes somatiques (hypocondrie), qui peuvent aller jusqu'à des idées délirantes de négation du corps, de la vie, du monde, de la mort (syndrome de Cotard).

Renoncement mélancolique

Le sujet est seul avec sa douleur, il ne veut pas rencontrer les autres. Il a peur de parler, de traverser une rue, etc.

Idéation suicidaire

Le patient est obsédé par l'idée de la mort, qui lui paraît la seule solution. Il est dans une recherche absolue et constante de la mort : le suicide peut prendre l'aspect d'un équivalent suicidaire, comme un refus alimentaire complet, médité, ou d'un raptus suicidaire dû à un paroxysme de douleur morale chez le sujet. Le petit matin est un moment particulièrement dangereux.

Symptômes somatiques

On peut les énumérer :

- troubles du **sommeil** : insomnie initiale mais surtout terminale, réveil précoce ;
- troubles de **l'alimentation** : anorexie ;
- troubles de la **sexualité** : impuissance, frigidité ;
- troubles **somatiques** :
  - digestifs : nausées, hépato-biliaires (bile noire), constipation ou diarrhée ;
  - cardio-vasculaires : perturbation du pouls (tachycardie), de la pression artérielle (hypotension) ;
- troubles **neurovégétatifs** : algies diverses, céphalées.

Formes cliniques

Dans certaines formes, l'évolution est plus ou moins atypique et certains symptômes prédominent.

Formes cliniques sémiologiques

Elles dépendent des types de mélancolie :

- la dépression mélancolique simple : l'inhibition prédomine. Il n'y a pas de thème délirant. Le patient demande de l'aide ;
- la mélancolie anxieuse : elle se caractérise par une agitation due à un état de panique. Gémissements, lamentations, sanglots. Fugues et gestes auto-agressifs (suicides) sont à craindre ;
- la mélancolie stuporeuse : l'inhibition psychomotrice prédomine, avec l'immobilité, le visage figé dans une expression de douleur et de désespoir (oméga frontal du mélancolique), le mutisme, la perte complète de l'appétit ;
- la mélancolie délirante : où l'aspect délirant est au premier plan. Les thèmes délirants de ces formes de mélancolie se classent en cinq groupes :
  - idées de frustration : idées de ruine, deuil, certitude de la perte des proches et des biens (suicide collectif) ;
  - idées de culpabilité : idées de faute, de péché, s'exprimant par une sentiment d'indignité et d'auto-accusation (attente du châtiment mérité) ;
  - idées hypocondriaques : transformations corporelles ;
  - idées de négation : culmination des idées précédentes réalisant le syndrome de Cotard (damnation, immortalité et négation d'organes) ;
  - idées d'influence, de damnation, de possession : les patients se sentent habités par un animal : (zoopathie), influencés, possédés (démonopathie).

Formes étiologiques

Les états mixtes maniaco-dépressifs sont des accès où sont associés les symptômes de la mélancolie et de la manie.

Formes monosymptomatiques

Il s'agit de crises se réduisant à un seul ou plusieurs symptômes ou équivalents psychosomatiques.

Forme clinique particulière

La mélancolie d'involution survient surtout chez la femme après 50 ans et entraîne une involution intellectuelle et somatique :

- un syndrome asthénique très marqué ;
- une dépression de l'humeur différente de la mélancolie avec :
  - idées d'incapacité plutôt qu'auto-accusations ;
  - tentatives de suicide rares ;
  - idées délirantes rares ;
  - évolution lente ;
  - résistance au traitement.

Formes cliniques évolutives

On distingue :
- la mélancolie chronique simple ;
- les délires chroniques mélancoliques.

Psychopathologie

Les sujets manifestent une réaction à la perte d'un objet.
Les sujets souffrent d'une « perte d'amour » soit consciente (deuil, séparation...), soit inconsciente (blessure narcissique), qui réactive des situations d'abandon datant de la toute petite enfance. Cette perte d'amour réactive également l'ambivalence du nourrisson envers sa mère et sa peur de l'anéantir par la violence de ses pulsions. Le sujet adulte retourne cette agressivité contre lui :
- la perte symbolique de l'objet entraîne l'inhibition et la perte de tout intérêt dans la vie ;
- l'ambivalence pour le sujet à se faire des reproches incessants, à s'auto-accuser ;
- la régression de la libido l'entraîne vers l'autodestruction, la recherche de la mort, le suicide.

Diagnostic

Il est posé devant les signes suivants :
- un ralentissement moteur ;
- un ralentissement psychique ;
- une dépression de l'humeur ;
- une cénesthésie affective ;
- des idées mélancoliques ;
- des idées suicidaires.

Diagnostics différentiels

Il ne faut pas confondre :
- la mélancolie stuporeuse et la confusion mentale avec :
  - absence de douleur morale ;
  - présence de désorientation spatio-temporelle ;
  - confusion augmentant le soir ;
- la mélancolie stuporeuse et la catatonie ;
- la mélancolie anxieuse et la dépression psychogène :
  - névrotique ;
  - réactionnelle ;
- la mélancolie anxieuse et la dépression atypique avec :
  - entrée dans la schizophrénie ;
  - discordance ;
  - bizarrerie ;
  - indifférence ;
- la mélancolie délirante et la bouffée délirante ;
- la mélancolie délirante et le délire chronique avec :
  - psychose hallucinatoire chronique (PHC) et paranoïa ;
  - pas d'auto-accusation ;
  - revendications ;
- la mélancolie monosymptomatique et les affections somatiques : nécessité de bilans cliniques et paracliniques.

Traitement

Cadre thérapeutique

Il s'agit d'une urgence psychiatrique. L'hospitalisation est effectuée à la demande d'un tiers

(HDT). Elle est systématique dans un premier temps. Le but du traitement est de réduire la durée de l'accès et d'éviter le suicide. Dans un deuxième temps, le patient peut être suivi en ambulatoire, hôpital de jour ou centre médico-psychologique (CMP).

Traitement médicamenteux

C'est le traitement le plus souvent appliqué. Il consiste en l'administration d'antidépresseurs tricycliques (Anafranil® ou Laroxyl®) en perfusion ou par voie intramusculaire durant 2 à 3 semaines. La posologie est variable. Elle est généralement augmentée tous les trois jours.
Le traitement au sel de lithium est prescrit dans les accès mélancoliques répétés (trois accès en général), sous forme de carbonate (Téralithe®, comprimés sécables de 250 mg, soit 6,8 mmol de lithium Li^+) ou sous forme de gluconate (Neurolithium®, ampoules buvables de 1 g ou 5 mmol et de 2 g ou 10 mmol de Li^+).

Traitement sismothérapique

Il reste en usage dans les formes rebelles. Dans les cas d'urgence psychiatrique, il est prescrit d'emblée. Il représente en revanche une contre-indication en cas de traitement par IMAO (risque de l'anesthésie), en cas d'anévrisme intracrânien ou aortique, d'hypertension intracrânienne ou artérielle, de décollement de la rétine, d'ostéoporose et en présence de tout traitement anticoagulant.

Traitement psychologique

Il ne peut intervenir que si le sujet présente un état mélancolique mineur. Il est dans ce cas associé au traitement médicamenteux.

Prise en charge infirmière

Soins techniques

Ils consistent à :
- administrer le traitement prescrit par voie parentérale, perfusion ou intramusculaire ;
- surveiller la prise effective du traitement par voie orale ;
- surveiller l'efficacité du traitement et ses effets secondaires ;
- noter les effets secondaires du traitement.

Surveillance du traitement médicamenteux

Antidépresseurs

L'infirmier doit assurer :
- la prise des constantes, pouls et pression artérielle ;
- la surveillance des effets secondaires, hypotension orthostatique, tremblements, tolérance cardiaque ;
- la surveillance des complications psychiques (risque d'insomnie, d'anxiété, de confusion), somatiques (pression artérielle, constipation, tremblements, sécheresse de la bouche).

Lithium

Le patient peut ressentir des nausées, présenter une somnolence, des tremblements et une dysarthrie. Il existe un risque de diarrhée.

Surveillance des effets secondaires de la sismothérapie

Le patient peut présenter des troubles mnésiques. Ils sont en général transitoires, liés à la crise convulsive et à l'intensité du courant.
L'infirmier doit repérer :
- une amnésie lacunaire (des heures qui ont précédé la séance de sismothérapie) ;
- une amnésie rétrograde (de quelques heures) ;
- une amnésie antérograde (de quelques heures à plusieurs jours) ;
- des signes de confusion mentale liés à la crise convulsive, à l'anesthésie, dans les heures qui suivent la séance de sismothérapie ;
- des céphalées résultant de la crise convulsive et de l'anesthésie.

Soins relationnels

L'infirmier doit :
- établir une relation soignant-soigné fondée sur la confiance ;
- écouter attentivement le patient ;
- retirer tout objet dangereux de son environnement immédiat en raison du risque de suicide ;
- être vigilant sur un éventuel passage à l'acte suicidaire, notamment aux premières heures de la matinée ;
- surveiller le sommeil ;
- surveiller l'alimentation ;
- expliquer au patient ce qu'est le traitement sismothérapique ;
- rassurer le patient après une séance de sismothérapie.

Soins éducatifs

Informer le patient sur la nécessité d'un suivi en centre médico-psychologique (CMP).

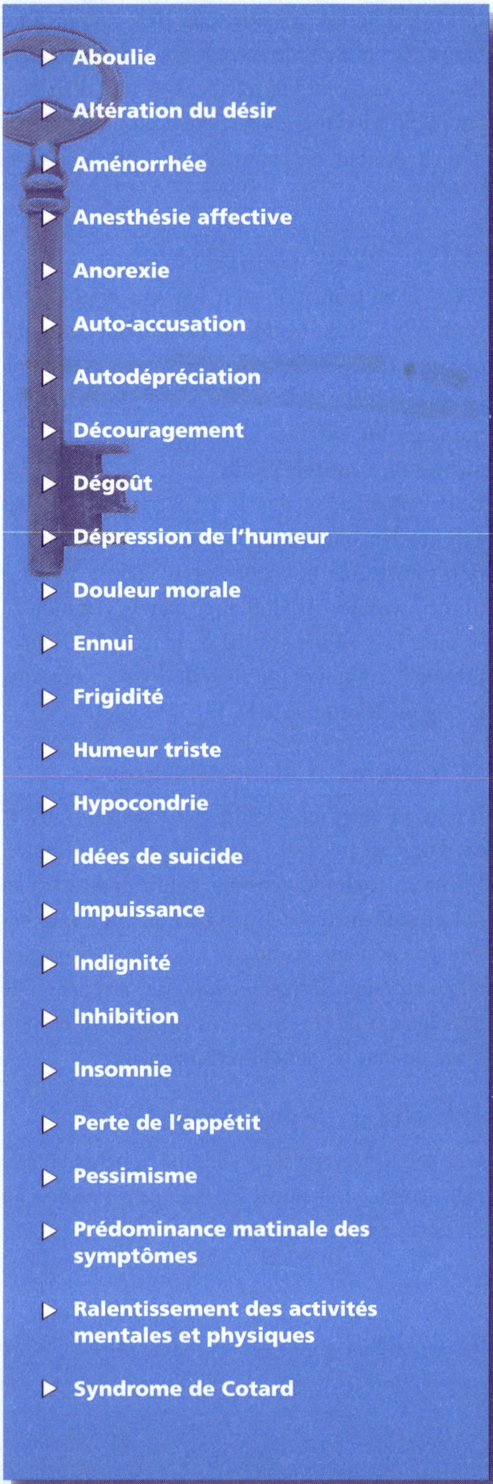

Notes

vous devez savoir faire...

Actes infirmiers

- Relever les informations concernant le début des signes, qui apparaissent souvent d'une façon soudaine.
- Observer les signes de la psychose hallucinatoire chronique (PHC) :
  - troubles du comportement ;
  - troubles de la perception ;
  - troubles psychomoteurs ;
  - angoisse ;
  - risque de dangerosité ;
  - dialogue hallucinatoire.
- Noter les thèmes du délire et toute évolution de celui-ci.
- Écouter le patient, préciser que vous comprenez ce qu'il entend, ce qu'il voit, mais que vous-même ne l'entendez ni ne le voyez.
- Instaurer une écoute active qui aidera le patient à s'exprimer. N'émettre aucun jugement.
- Créer une atmosphère rassurante.
- Appliquer et surveiller le traitement et ses effets secondaires.
- Évaluer la dangerosité possible, auto ou hétéro-agressive.

Diagnostics infirmiers prévalants

- Altération des opérations de la pensée.
- Altération de la communication.
- Altération des interactions familiales.
- Perturbation de l'estime de soi.
- Perturbation dans l'exercice du rôle parental.

...donc vous devez savoir :

Connaissances requises

- Connaître les différents mécanismes qui permettent l'analyse d'un délire :
  - interprétatif ;
  - imaginatif ;
  - intuitif.
- Savoir identifier les différents thèmes rencontrés dans les délires.
- Savoir reconnaître l'organisation du délire : savoir différencier un délire systématisé d'un délire non systématisé.
- Savoir évaluer l'adhésion du patient à son délire (conviction délirante ou sujet critique envers son délire).

Psychose hallucinatoire chronique (PHC)

Définition

La psychose hallucinatoire chronique, décrite par G. Ballet en 1912 et appelée autrefois « folie sensorielle » est une psychose délirante caractérisée par l'automatisme mental (au début), la richesse de l'activité hallucinatoire, une évolution chronique et souvent l'absence de prédisposition paranoïaque. Selon une définition du Dr Clérambault, c'est une « psychose délirante chronique basée sur le syndrome d'automatisme mental qui en constitue le noyau, et dont la superstructure délirante constitue une idéation surajoutée ».

Épidémiologie

La psychose hallucinatoire chronique survient entre 35 et 40 ans. Elle atteint plus souvent les femmes.

Sémiologie clinique

Le début des troubles est souvent tardif (35-40 ans) et brutal. Le patient présente un épisode délirant richement hallucinatoire avec d'emblée un automatisme mental. Parfois, mais plus rarement, le début est insidieux. Le processus s'installe progressivement dans un climat d'inquiétude croissant par rapport à « un petit automatisme », que le patient ressent et dont il accepte progressivement l'étrangeté.

Évolution

À la phase de délire installé, l'automatisme mental est permanent, riche. Il comporte une série de phénomènes par lesquels le patient exprime le sentiment d'avoir perdu le contrôle de sa vie psychique et les limites de sa personne. Selon le Dr Clérambault, l'automatisme est triple :

- automatisme idéo-verbal : les voix sont malveillantes, ou bienveillantes. Elles indiquent ou commentent les actes, elles volent et devinent la pensée du sujet ;
- automatisme sensoriel et sensitif : les hallucinations sont visuelles, gustatives, olfactives, cénesthésiques ;
- automatisme psychomoteur : les mouvements corporels ou verbaux sont imposés. Le syndrome d'influence s'organise à partir de cet automatisme.

Dans un deuxième temps, survient le syndrome ou délire d'influence. Il se traduit par la croyance que des personnes extérieures imposent une activité au sujet : « on me fait agir » ou « on m'empêche d'agir », « on me fait parler », « on me fait penser ».

Délire

Il se construit à partir de l'automatisme mental, s'élabore en rationalisations morbides secondaires avec incorporation d'éléments imaginatifs. L'automatisme mental est constant : le sujet dit avoir perdu le contrôle de sa vie psychique et les limites de sa personne.

Thèmes du délire

Ce sont essentiellement la persécution, l'influence et la possession.

- La persécution est le thème le plus fréquent : « on me menace, on en veut à ma vie, à mes biens ». Les persécuteurs sont souvent désignés de façon floue (la police, les partis politiques, les espions étrangers, les francs-maçons).
- L'influence : les patients ressentent les hallucinations comme une atteinte à leur liberté, tous les

phénomènes sont imposés : « tu dois faire ceci, tu dois dire cela ».

- La possession : le patient se sent possédé par une tierce personne.

Hallucinations

Elles sont constantes et riches. On observe :

- des hallucinations auditives : le patient entend des voix, grossières, injurieuses, accusatrices, menaçantes ou moqueuses. Il peut aussi percevoir des bruits bizarres ;
- des hallucinations olfactives et gustatives : le patient sent des odeurs de gaz, ou perçoit un goût étrange dans ses aliments. Il pense que son entourage veut l'intoxiquer ou l'empoisonner ;
- des hallucinations visuelles : le patient voit des images sur les murs de son logement ;
- des hallucination cénesthésiques : le patient ressent des sensations envoyées à distance, fourmillements, courant électrique dans la tête, sensations sexuelles consenties ou imposées, coït à distance.

Psychopathologie

Selon Freud : « L'hallucination n'est possible qu'à partir d'une certaine désagrégation du Moi. »

Examens

Il faut rechercher une cause organique, surtout lorsque les hallucinations ne sont pas accompagnées d'un état délirant (recherche d'épilepsie, de lésions neurologiques).
Il faut également pratiquer l'anamnèse du patient et de son entourage.

Diagnostic médical

Il se fonde sur :

- le syndrome d'automatisme mental ;
- les hallucinations ;
- les phénomènes imposés et parasites ;
- le délire d'influence.

Diagnostics différentiels

Bouffée délirante aiguë (BDA)

Les hallucinations auditives sont importantes, changeantes, sans cohérence. Les thèmes délirants sont multiples et amalgamés. L'automatisme mental est absent.

Délire paranoïde de la schizophrénie

L'inadaptation socioprofessionnelle est manifeste, les signes de dissociation psychique et comportementale sont présents, les thèmes sont incohérents.

Délire paranoïaque

On constate la prévalence des interprétations erronées, des revendications délirantes.

Délire paraphrénique

Le délire est très imaginatif, extravagant. Les hallucinations sont moins marquées et accompagnées d'un état euphorique.

Confusion mentale

L'obnubilation et la désorientation spatio-temporelle sont présentes, avec des manifestations somatiques.

Mélancolie délirante

Les hallucinations sont peu fréquentes, le délire est axé sur les flammes de l'enfer, la punition des fautes.

Manie

Les hallucinations sont exceptionnelles, les voix ont toujours un caractère valorisant, élogieux.

Traitement

L'hospitalisation en milieu spécialisé est une médication indispensable au regard des troubles du comportement liés à la conviction délirante. Elle se fait dans la majorité des cas sans le consentement de la personne. Elle représente une mesure légale de protection.

Traitement médicamenteux

Traitement neuroleptique : les anti-hallucinatoires et l'halopéridol (Haldol®) sont les meilleures médications, associées à un neuroleptique sédatif (Tercian®). Ils représentent le traitement d'attaque visant à réduire les hallucinations.

En début de traitement, chez les sujets jeunes, les anti-hallucinatoires sont prescrits par voie parentérale intramusculaire. Dès que le sujet accepte son traitement, celui-ci est donné *per os*.

En traitement prolongé : compte tenu de l'aspect chronique du délire, le traitement à long terme est souvent nécessaire.

Psychothérapie de soutien

Elle est systématiquement proposée à la sortie de l'hôpital. Le suivi peut être effectué au centre médico-psychiatrique (CMP) par un médecin, une infirmière référente ou par un médecin psychiatre libéral.

Prise en charge infirmière

Lors de l'arrivée du patient en service de soins, l'infirmier l'accueille de façon rassurante et sécurisante.

Soins techniques

Ils consistent en injections intramusculaires de neuroleptiques.

Surveillance et observation

L'infirmier surveille les effets du traitement et observe le contenu du délire, sa recrudescence, sa disparition. Il assure la bonne prise du traitement prescrit *per os*, observe sa tolérance et en note tous les effets secondaires.

L'infirmier est attentif à toute éventuelle tentative de suicide ou tout épisode d'agitation. Il doit préserver les autres patients du service en cas d'apparition d'une phase d'agressivité.

Soins relationnels

L'infirmier favorise la communication et la création de liens avec le patient pour l'inciter à échanger. Il est à son écoute et n'ajoute aucune critique concernant son délire ; il veille à ne pas partager ses convictions et doit se positionner clairement en tant que soignant pour ramener le patient à la réalité. Il aide le patient à admettre et accepter son traitement, et le prépare à sa sortie et au suivi au CMP.

Soins sociothérapiques

L'infirmier propose et organise des activités en rapport avec les goûts du patient.

Conclusion

Un délire partiel peut s'installer chez le patient qui conserve sa lucidité et toutes ses capacités intellectuelles. Des phases de rémission et des périodes fécondes peuvent se succéder. Mais le délire peut aussi s'étendre, s'enrichir de phénomènes imaginatifs, envahissant de plus en plus la vie mentale, aboutissant à une rupture de plus en plus grande avec la réalité. Le sujet se coupe ainsi progressivement de la réalité extérieure.

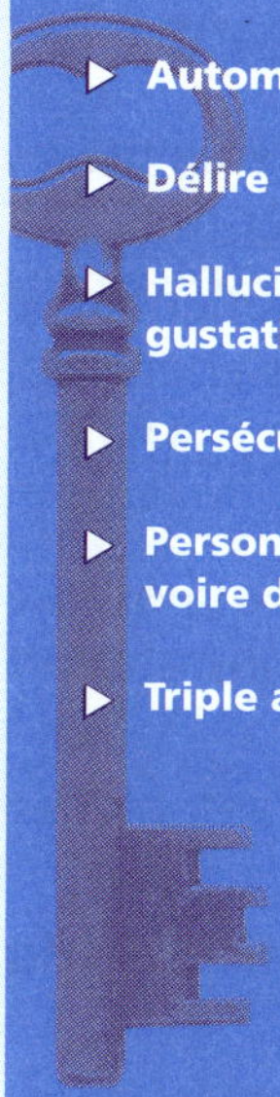

- **Automatisme mental**
- **Délire**
- **Hallucinations auditives, olfactives, gustatives**
- **Persécution, syndrome d'influence**
- **Personnalité prémorbide, passive voire dépressive**
- **Triple automatisme mental**

vous devez savoir faire...

Actes infirmiers

- Aménager une distance en maintenant un lieu sécurisant.
- Respecter le délire en parlant avec le patient, sans peur, sans angoisse.
- Établir une relation de confiance et d'écoute.
- Prendre en compte ce qui est dit et se limiter à la simple constatation des phénomènes.
- Admettre le vécu délirant, ne pas le rejeter.
- Identifier les traits particuliers du délire paranoïaque.
- Observer discrètement le comportement adapté ou non adapté du patient.
- Repérer les mécanismes du délire paranoïaque.
- Identifier les thèmes du délire qui seront déterminés par l'attitude du patient.
- Apprécier la conviction délirante.
- Relever et noter les manifestations liées à l'intensité et à la nature des délires.
- Aider le patient à identifier des moyens plus sains de satisfaire ses besoins pour l'amener à établir de meilleures relations.
- Maintenir une approche verbale rassurante, respecter le choix du patient qui ne veut pas s'exprimer.
- Évaluer, si possible, la notion de changement (passage à l'acte) dans l'adhésion du patient à son délire.
- Appliquer et surveiller les traitements médicamenteux.
- Éviter les comportements que le patient pourrait interpréter comme dissimulateurs ou mensongers.

Diagnostics infirmiers prévalants

- Peur liée à la perception de menaces provenant de l'entourage ou du milieu.
- Risque de non-observance thérapeutique lié au déni du problème.
- Stratégies d'adaptation individuelle inefficaces, dues à l'incapacité de faire confiance à autrui.

...donc vous devez savoir :

Connaissances requises

- Définir la notion de troubles de la personnalité.
- Décrire les caractéristiques comportementales, affectives, cognitives et socioculturelles du patient atteint de troubles de la personnalité.
- Connaître les thèmes et les mécanismes des délires passionnels.
- Connaître les principaux thèmes des délires de revendication.
- Identifier les trois stades du délire érotomaniaque dans sa forme typique.
- Connaître et différencier les trois types de délire paranoïaque.
- Décrire le délire de la jalousie.
- Identifier la thématique du délire sensitif.

Délire paranoïaque

Définition

La paranoïa est à la fois une organisation de la personnalité et un type de délire. Le caractère paranoïaque peut exister sans délire, mais le délire paranoïaque se construit toujours sur un caractère paranoïaque. Cette pathologie pose question en psychiatrie car elle appartient autant à la psychologie (caractère) qu'à la pathologie. Les patients atteints de paranoïa délirante présentent un délire très spécifique qui, même sous différentes formes, conserve des caractéristiques identiques : c'est un délire systématisé, logique, interprétatif. Les délires paranoïaques sont de trois types : sensitifs, passionnels, d'interprétation.

Délire des « sensitifs »

Décrit par Kretschmer, il survient chez des personnalités paranoïaques définies comme sensitives, qui n'expriment guère leurs difficultés relationnelles et qui sont sans cesse traversées par le doute, avec des états dépressifs.

Délire passionnel

C'est un délire où la participation affective est dominante, prend le pas sur la raison (délire érotomaniaque, délire de jalousie, délire de revendication).

Délire d'interprétation

Il se caractérise par un besoin de tout justifier, de tout expliquer. L'interprétation est dominante.

Épidémiologie

Cette pathologie regroupe 12 % des troubles délirants. Les hommes sont plus souvent atteints par cette maladie que les femmes, mis à part le délire érotomaniaque qui prédomine chez la femme seule de 45 à 55 ans (source INSERM, 1997).

Personnalité

La personnalité du paranoïaque est complexe ; on peut la caractériser sur quatre plans.

Sur le plan du comportement

Les personnalités paranoïaques entourent leur existence entière d'un voile de mystère. À leur sens, on ne doit jamais faire confiance à qui que ce soit, et ces individus se montrent réticents à se confier, même à leur famille. Ils se sentent constamment menacés, accusent les autres de malveillance et ont tendance à discuter sans cesse, comportements qui leur permettent de garder une distance avec les autres.

Sur le plan affectif

Les personnalités paranoïaques évitent d'exprimer leur colère, leurs sentiments sauf très brièvement. Elles peuvent ne jamais pardonner les affronts dont elles se croient victimes et nourrissent des rancunes pendant très longtemps. La peur de perdre le pouvoir ou de céder le contrôle est profondément enracinée chez de telles personnes, qui présentent en outre un état de tension chronique et sont rarement capables de se défendre.

Sur le plan cognitif

Les personnalités paranoïaques sont renfermées et secrètes. Elles se croient en permanence exploitées ou harcelées. Dans chaque situation nouvelle, elles discernent des significations cachées, des intentions malveillantes ou menaçantes et, même lorsque les remarques et les événements sont anodins, elles contre-attaquent par des critiques.

Sur le plan socioculturel

Elles se montrent froides et détachées, afin de se préserver du danger que l'intimité représente pour elles. Comme ces sujets perçoivent chez autrui des intentions blessantes, ils doutent de la loyauté ou de l'honnêteté de leurs proches. Il arrive fréquemment que ces individus fassent preuve d'une jalousie pathologique, mettant en doute la fidélité de leur conjoint ou de leur partenaire sexuel.

Caractéristiques de la personnalité paranoïaque

Orgueil

Surestimation de soi, hypertrophie du Moi, qui implique :
- sous-estimation des autres ;
- sentiment d'être incompris, insuffisamment reconnu ;
- fausse modestie, affectation de surface, obséquiosité ;
- réserve hautaine, méprisante, hostile.

Fausseté du jugement

Trait caractéristique de la personnalité paranoïaque qui se traduit par :
- autoritarisme, intolérance tyrannique ;
- pensée paralogique à partir de systématisations, interprétations (conclusions erronées à partir de faits exacts).

Méfiance

Elle s'exprime par :
- une réticence et une susceptibilité, une attitude persistante de suspicion ;
- une peur excessive de l'agressivité d'autrui.

Psychorigidité

Elle est caractérisée par :
- un autoritarisme, une froideur affective ;
- un entêtement, une incapacité de se remettre en question ;
- un monolithisme des attitudes d'esprit, des décisions, des pensées.

Aspects relationnels

Ils sont marqués par :
- une insociabilité, une existence conflictuelle (agressivité, jalousie) ;
- une situation sociale favorable ;
- un bon niveau intellectuel, autodidacte ;
- l'existence de réactions passionnelles pathologiques en dehors du délire.

Défense du Moi

Elle implique :
- une projection, une inversion contre l'homosexualité latente ;
- une dénégation.

Aspects de la personnalité paranoïaque

On distingue divers types de personnalités :
- la personnalité paranoïaque de souhait (idéaliste passionné, inventeur méconnu, sujet vivant dans l'isolement) ;
- la personnalité paranoïaque de combat (procédurier, querelleur, jaloux, méfiant, revendicatif voire allant jusqu'à l'agression directe).

Personnalité sensitive de Kretschmer

Elle est à rapprocher de la personnalité anxio-dépressive. Elle se caractérise par :
- **la psychasthénie :**
  - insatisfaction globale ;
  - indécision, scrupules, doute ;
  - tendance à l'introspection ;
  - repli sur soi ;
- **la dépression :**
  - asthénie, hyposthénie ;
  - revendication hypocondriaque ;
- **la paranoïa :**
  - orgueil ;
  - méfiance ;
  - susceptibilité ;

– psychorigidité ;
- **la sensibilité :**
– hyperesthésie des contacts sociaux ;
– hyperémotivité sans décharge émotionnelle ;
– allure timorée, souffrance silencieuse ;
– sentiment d'échec social.

Cette personnalité est propice à l'éclosion d'un délire de relation lors de conflits.

Sémiologie des délires

Délires de revendication

Ce sont des délires systématisés en secteur avec :
- un accompagnement thymique et affectif dominant ;
- une exaltation sthénique ;
- une revendication de la propriété et des droits, sujet persécuté et persécuteur, dangereux si le persécuteur est identifié.

Les thèmes principaux sont :
- l'inventeur méconnu : il revendique la priorité des découvertes ;
- l'idéaliste passionné : il revendique l'application d'une idéologie (attentat, pamphlet) ;
- la filiation : il a la conviction d'une ascendance illustre ;
- la sinistrose (hypocondriaque) : il revendique la réparation d'un préjudice corporel.

Délire insidieux

L'intensité des mécanismes d'idéalisation (justice, etc.) alimente la mégalomanie, la déception face à la réalité frustrante.

Délires passionnels

Ce sont des délires systématisés en secteur. On les classe en deux groupes :
- **le délire de jalousie :**
– introduction d'un tiers du même sexe dans une relation hétérosexuelle sur lequel se projettent haine et frustration, permettant de sortir d'une relation duelle en nouant une relation imaginaire, conflictuelle, homosexuelle, triangulaire ;
– mécanisme : interprétation, illusion perceptive, illusion mnésique ;
– appoint éthylique ;
– infidélité : idée fixe de jalousie, perspicacité morbide, avec enquête et réflexion, recherche de preuves, constats, souvenirs ;
– attaque du rival supposé ;
– forme clinique particulière : le délire de préjudice de Kraeppelin (présénilité) ;
- **le délire érotomaniaque** :
– « illusion délirante d'être aimé » par un objet de rang plus élevé qui a commencé à se déclarer ;
– thèmes dérivés : l'objet ne peut avoir de bonheur sans le sujet, est libre (mariage invalidé), n'a pas de valeur sans le sujet ;
– tout est obstacle à la rencontre : conduites d'évitement renforçant l'illusion et la menace du monde extérieur et de la conviction délirante ;
– conversation indirecte, protection par l'objet ;
– trois phases : espoir, dépit, rancune (voire haine et crime dans la troisième phase) ;
– mécanismes : intuition, démonstration fausse ; interprétation, hallucination cénesthésique ; influence (rarement), automatisme mental.

Délire d'interprétation

C'est, selon Sérieux et Capgras, une « folie raisonnante » qui se caractérise par :
- le besoin de tout expliquer, « déchiffrer », interpréter à partir d'un dispositif fondamental de signification ; dans la construction du délire, le moindre détail est utilisé par l'interprétant ;
- l'élaboration insidieuse et l'extériorisation d'un « délire tout fait » ;
- les mécanismes suivants : falsification de tout ou partie de perceptions et souvenirs, interprétation (percept exact et concept erroné) exogène (sensorielle), endogène (corporelle et idéique) ;
- les thèmes suivants : persécution, mégalomanie (filiation, mission, rôle politique) ;
- sa structure en réseau ;
- son évolution : mystère puis éclaircissement, puis systématisation progressive (travail du délire), puis

enkystement, avec une évolution possible vers d'autres formes de délire chronique ;
- une adhésion totale pouvant entraîner l'adhésion, voire la participation de l'entourage ;
- une réaction agressive des persécutés-persécuteurs.

Une forme clinique particulière est le délire systématisé tardif de Séglas.

Psychopathologie

Les thèmes de persécution, de jalousie et d'érotomanie symbolisent, selon l'école psychanalytique, les défenses du patient contre les pulsions homosexuelles : « Il me poursuit, c'est lui que j'aime, etc. ». Selon Lacan, le sens autopunitif de la paranoïa enferme le patient dans un système de persécution imaginaire qui a la valeur psychologique d'un châtiment inconscient désiré.

Examens

Anamnèse.
Recherche d'une pathologie organique (syndrome démentiel).

Diagnostic médical

Personnalité paranoïaque

Elle se caractérise par :
- la méfiance ;
- la psychorigidité ;
- de l'orgueil ;
- les aspects émotionnels ;
- les aspects de personnalité ;
- la défense du Moi.

Personnalité du sensitif de Krestchmer

Elle est marquée par :
- une psychasthénie ;
- une dépression ;
- une sensibilité.

Paranoïa

Il faut rechercher :
- les délires passionnels ;
- les délires sensitifs ou de relation de Krestchmer ;
- les délires d'interprétation de Sérieux et Capgras.

Diagnostics différentiels

Réactions paranoïaques aiguës passagères

Elles peuvent être dues à :
- une bouffée délirante avec interprétation sans suite ;
- une personnalité paranoïaque ou sensitive non délirante ;
- une névrose obsessionnelle en phase de décompensation ;
- une toxicomanie (prise de cocaïne, d'amphétamines) ;
- un traumatisme crânien.

Délires chroniques

Il peut s'agir :
- de confusion mentale en période d'exacerbation ;
- de psychose hallucinatoire chronique (mais présence d'un automatisme mental, d'hallucinations) ;
- de paraphrénie (où le délire imaginatif est présent) ;
- de délires paranoïdes où l'on peut retrouver les mêmes thèmes délirants ;
- de manie délirante (dans les formes de délires passionnels) ;
- de schizophrénie paranoïde (une discordance rend le délire plus incohérent).

Traitement

Les délires paranoïaques ne peuvent être traités tous de façon identique. Il est important d'identifier les différents délires passionnels, sensitifs et d'interprétation avant d'envisager une prise en charge. L'hospitalisation en milieu spécialisé est impérative, sans le consentement du patient dès qu'il est devenu dangereux. Elle se fait soit à la demande d'un tiers (HDT), soit en hospitalisation d'office (HO). Elle a pour objet de protéger le patient de lui-même et son entourage. La mise sous protection des biens s'impose lorsque le sujet dilapide son patrimoine dans des actions procédurières ou dans des projets grandioses.

Traitement médicamenteux

Le traitement par neuroleptiques vise à diminuer l'état délirant, l'agressivité et l'angoisse du patient. Lors de l'hospitalisation, ils sont prescrits par voie parentérale (intramusculaire) durant les 2 à 3 premières semaines puis, par voie *per os*. En règle générale deux types de neuroleptiques sont associés : les neuroleptiques polyvalents (l'halopéridol commercialisé sous la marque Haldol®) et les neuroleptiques sédatifs (Nozinan® et Melleril®).

Traitement psychothérapique

Il doit accompagner le traitement médicamenteux, les entretiens visant à aider l'expression du délire, à permettre au patient d'exprimer ses conflits affectifs. Ce peut être :

- une psychothérapie de soutien ;
- une aide thérapeutique.

Traitement après l'hospitalisation

Ce traitement, indispensable, comprend :

- un suivi en centre médico-psychiatrique (CMP) ;
- un traitement médicamenteux d'entretien pour éviter d'éventuelles rechutes.

Traitement spécifique à chaque délire

Délires passionnels

La prise en charge du patient intervient lors de troubles du comportement avec risque de passage à l'acte agressif sur autrui. La demande de soins par le patient lui-même est exceptionnelle et consécutive, le plus souvent, à un état dépressif secondaire. La dangerosité du sujet pour son entourage nécessite souvent une hospitalisation d'office (HO).

Le traitement par neuroleptiques montre son efficacité sur la sthénie délirante en favorisant la mise à distance du délire, la diminution des mécanismes interprétatifs. La critique du délire par le patient est exceptionnelle.

La prise en charge psychothérapique est extrêmement difficile. Lorsque le patient est soupçonneux et interprétant, elle peut se révéler dangereuse.

Délires sensitifs ou de relation

L'hospitalisation ne s'impose pas toujours, sauf dans les cas de refus de soins ou de troubles du comportement. L'interruption de travail est en revanche indispensable lorsque le délire du patient est axé sur son milieu professionnel.

Le traitement médicamenteux est une association de neuroleptiques et d'antidépresseurs.

La prise en charge est longue pour éviter la recrudescence d'un état délirant et dépressif.

Délires interprétatifs

Un traitement par neuroleptiques s'impose.

Prise en charge infirmière

L'attitude de l'infirmier est essentielle et contribue à la nécessité de la prise en charge. L'infirmier doit savoir établir une distance avec le patient. Trop proche, le patient peut se sentir rejeté, l'infirmier devenant un persécuteur ; trop distant, l'infirmier peut devenir un maillon incorporé dans le délire du patient.
L'infirmier identifie les traits particuliers du délire du patient : la réticence, la méfiance, le sentiment d'insécurité, l'angoisse psychotique. Il observe discrètement le comportement adapté ou non du patient (l'allure générale, la façon de communiquer, les attitudes d'écoute, la fixité ou la non-fixité du regard, etc.).
L'infirmier surveille les effets secondaires indésirables, voire les accidents éventuels du traitement. Il observe le comportement du patient (angoisse, peur, euphorie), note et transmet toutes les informations le concernant au médecin et sur son dossier de soins infirmiers.

Soins sociothérapiques

L'infirmier propose au patient des activités pour qu'il centre son intérêt sur d'autres pôles que son délire. Mais ces activités sont difficiles à mettre en place, compte tenu du fait que le patient est soigné contre son gré.

Préparation de la sortie

L'infirmier prépare progressivement le patient à sa sortie, notamment en ce qui concerne la longueur du traitement et la nature du suivi en CMP.

Conclusion

Les délires paranoïaques peuvent connaître des périodes de rémission durant plusieurs mois, voire quelques années, et des périodes actives avec une exacerbation du délire.
En règle générale, la guérison n'intervient pas, seul l'âge peut engendrer une diminution du délire.

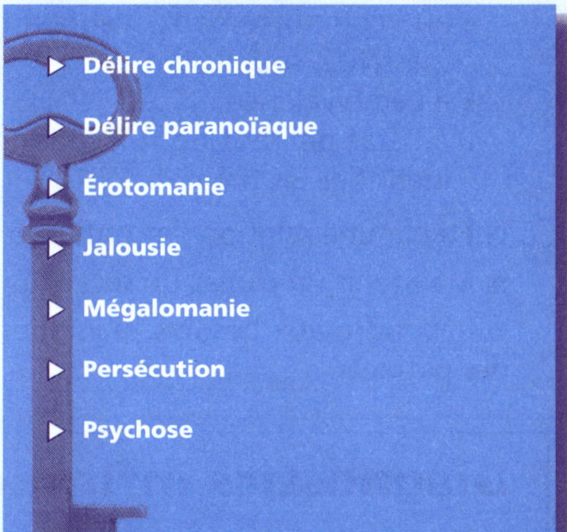

vous devez savoir faire...

Actes infirmiers

- Observer les troubles schizophréniques liés :
  - à l'identité personnelle ;
  - aux distorsions de l'image corporelle ;
  - au niveau de dépendance (sentiment d'impuissance) ;
  - au comportement régressif (passivité, soumission) ;
  - à l'ambivalence ;
  - à l'état délirant dont il faudra identifier les thèmes.
- Établir une relation de confiance.
- Maintenir un climat de sécurité.
- Répondre aux besoins physiques des patients.
- Aider le patient à identifier ses comportements non adaptés.
- Diminuer l'anxiété du patient.
- Faire participer le patient à des activités à visée sociothérapique.
- Encourager le patient à modifier ses interactions sociales.
- Administrer le traitement prescrit et surveiller ses effets.
- Amener le patient à prendre son traitement en charge.
- Accompagner le patient dans ses démarches de réadaptation socioprofessionnelle.

Diagnostics infirmiers prévalants

- Altération de la communication verbale.
- Altération des opérations de la pensée.
- Anxiété.
- Isolement social.
- Perturbation des interactions sociales.
- Perturbation de l'estime de soi.
- Perturbation de l'identité personnelle.
- Perturbation des habitudes de sommeil.
- Perturbation de l'image corporelle.
- Peur.
- Risque de violence envers soi et envers les autres.
- Stratégies d'adaptation individuelle inefficaces.
- Incapacité d'effectuer ses autosoins.
- Difficulté à se maintenir en bonne santé.
- Perturbation dans l'exercice du rôle.

...donc vous devez savoir :

Connaissances requises

- Identifier les différents modes d'entrée dans la maladie.
- Identifier les différentes formes cliniques des troubles schizophréniques.
- Identifier les différents symptômes.
- Énoncer les éléments psychopathiques.
- Citer les traitements médicamenteux prescrits et la surveillance infirmière.
- Énoncer les accidents possibles dus aux neuroleptiques et la conduite infirmière.
- Citer et expliquer l'intérêt des autres traitements des troubles schizophréniques (relation soignant/soigné, activités à visée sociothérapique, prise en charge institutionnelle, psychothérapie, enveloppements humides).

Schizophrénie

Définition

État mental caractérisé par un noyau commun, la dissociation, c'est-à-dire par une désorganisation progressive de la personnalité impliquant une incohérence des conduites sans affaiblissement primaire de l'intelligence au départ, avec toutefois une détérioration progressive.
Les états schizophréniques se caractérisent par la transformation profonde et progressive de la personnalité qui cesse de construire son monde en communication avec autrui pour se perdre dans un chaos imaginaire, un repli autistique. Les signes permanents de la maladie doivent durer au moins six mois pour que l'on puisse affirmer le diagnostic médical.

Épidémiologie

C'est un état psychotique qui touche 1 % de la population adulte. Les troubles débutent entre 15 et 30 ans dans 75 % des cas.

Personnalité

Le schizophrène présente une modification de l'affectivité et de la personnalité souvent en rupture nette avec sa personnalité antérieure. Le sujet est jeune, solitaire, secret, il se réfugie dans une vie imaginaire intense. Il est hypersensible. Il fuit le contact avec autrui et le monde.

Sémiologie

On note des troubles de la présentation et de l'expression.

Troubles psychomoteurs

Ils se traduisent par :
- une stupeur catatonique avec réduction des mouvements spontanés, diminution de la réaction à l'environnement ;
- une rigidité catatonique avec opposition à tous les mouvements que l'on veut imposer (apragmatisme) ;
- des périodes d'agitation plus ou moins stéréotypées et violentes, non influencées par les stimuli extérieurs (impulsions kinétiques, crise clastique, c'est-à-dire comportement s'accompagnant de bris d'objets, vitres, miroirs).

Troubles du langage

On note chez le schizophrène :
- un certain mutisme parfois ;
- une verbigération ou répétition indéfinie et monotone de mots sans suite, le discours étant dénué de sens ;
- des stéréotypies verbales ;
- des néologismes ;
- un maniérisme verbal ;
- une écholalie (répétition comme en écho des paroles prononcées devant lui), une palilalie (répétition spontanée, involontaire d'une même phrase, d'un même mot) ;
- une incohérence ;
- une schizophasie (langage pathologique incompréhensible) ;
- un monologue, un soliloque.

Les troubles de la communication sont caractérisés par la difficulté à comprendre le sens de ce qui est dit ou écrit, par l'absence de suite logique du discours : les idées sont reliées par un lien très flou et par une abstraction excessive.

Troubles de la conscience de soi

Ils s'expriment à travers les caractéristiques suivantes :
- vécu de dépersonnalisation avec expérience d'étrangeté ;

• expérience d'étrangeté avec perte de la réalité personnelle ;
• sentiment de n'être plus soi-même (désincarnation, transformation corporelle et sexuelle) ;
• perte de la limite dedans/dehors, altération de la limite entre réaction extérieure et vie mentale ;
• signe du miroir (le sujet ne reconnaît plus son image).

Troubles des perceptions

Ils se manifestent par :
• des hallucinations : « perceptions sans objet » (H. Ey) sous toutes leurs formes ;
• un syndrome d'automatisme mental.

Troubles de la pensée

Il peut s'agir de :
• troubles du cours de la pensée :
– tachypsychie (enchaînement trop rapide des idées) avec ralentissement des processus idéiques ;
– anidéisme avec ralentissement des associations qui deviennent pauvres et rares ;
– barrage : brusque interruption du discours, apparemment sans raison ;
– « fading » mental : diminution progressive de l'expression, le patient paraît absent de la situation, stase mentale ;
– bizarrerie des associations idéiques, discours incompréhensif ou hermétique ;
• troubles du contenu de la pensée :
– pensée magique : troubles relevant d'une imagination pathologique, fantaisies et rêveries qui deviennent pathologiques par le recours constant qu'y fait le sujet, lui permettant ainsi d'éviter le réel ;
– syndrome d'automatisme mental : sentiment de perdre son autonomie de pensée, pensées étranges, paroles imposées, commentaires des actes, écho de la pensée, sentiment de vol de la pensée ;
– dissociation : la pensée ne fonctionne plus comme un tout intégré, mais comme une sorte d'assemblage d'éléments mal connectés ;
– altération de l'accès à la fonction symbolique (pour certains auteurs pas d'accès à la fonction symbolique) ;
– contenu idéique exclusivement abstrait sans référence à une situation concrète, rationalisation morbide ;
– délire paranoïde, organisation floue et mal systématisée.

Troubles de l'humeur

Il peut s'agir
• d'autisme : on constate l'absence de signes courants de participation affective, la voix est monotone, l'expression et les mimiques du visage sont pauvres ;
• d'athymhormie (détachement, désintérêt, indifférence).

Sémiologie clinique

Le mode d'entrée dans la maladie est soit aigu, soit insidieux.

Mode d'entrée aigu

Il se caractérise par :
• un état délirant aigu ;
• un état dépressif ou d'excitation atypique associé aux troubles de l'humeur ;
• un geste suicidaire ou agressif, impulsif et imprévisible, ou un acte médico-légal ;
• un état confuso-stuporeux.

Un mode d'entrée brutal et productif dans la maladie est de bon pronostic.

Mode d'entrée insidieux

Il se caractérise par :
• une baisse du rendement intellectuel ou professionnel ;
• une apparition de symptômes d'allure névrotique (phobie, hystérie, obsession) ou d'allure psychopathique ;
• des préoccupations hypocondriaques ;

- une modification du comportement alimentaire ;
- une modification du comportement affectif en rupture avec le passé.

Un mode d'entrée insidieux dans la maladie évoluant vers une symptomatologie déficitaire est du plus mauvais pronostic.

Éléments cliniques des états schizophréniques

La dissociation est le symptôme central, rupture de l'unité psychique. Le processus de dissociation psychique s'accompagne de la dislocation du Moi et de ses composants. Les quatre éléments du syndrome sont les suivants :

- l'**ambivalence** : antagonisme simultané ou successif, dans un temps très court, de deux sensations ou expressions contradictoires (discordance par dislocation du Moi) ;
- la **bizarrerie** : maniérisme, étrangeté du comportement, tenue vestimentaire inadaptée marquent la rupture du sujet avec l'environnement (discordance des attitudes) ;
- l'**impénétrabilité** : hermétisme, cassure entre la personnalité et le monde extérieur, imprévisibilité des réactions de la personne atteinte de troubles schizophréniques (discordance du comportement) ;
- le **détachement** : repli sur soi, froideur, indifférence, négativisme (discordance de la relation à autrui).

Formes cliniques

Schizophrénie simple

Elle se caractérise par un appauvrissement des relations avec le monde extérieur, l'entourage familial, un apragmatisme scolaire, professionnel, une ambivalence affective, un isolement, un repli autistique, une vie stéréotypée, ritualisée.

Schizophrénie paranoïde

Elle comporte une forme clinique plus riche sur le plan des symptômes, des troubles de la pensée et de l'affectivité et une prédominance de l'activité délirante. L'évolution est favorable si le patient réagit de manière positive aux neuroleptiques qui permettent une bonne réinsertion socioprofessionnelle.

Hébéphrénie

Elle se manifeste par une symptomatologie déficitaire (apragmatisme, rétrécissement des centres d'intérêt), des troubles de l'affectivité, des troubles du comportement liés à l'ambivalence. L'évolution est favorable uniquement si le traitement est précoce. Les thérapeutiques actuelles stabilisent ces formes.

Schizophrénie dysthymique

Elle se caractérise par sa forme intermittente, avec des crises dissociatives aiguës, déviantes ou catatoniques, des troubles de l'humeur, alternativement expansive ou dépressive.

Schizophrénie pseudo-névrotique

Elle se caractérise par une association de symptômes d'allure névrotique et psychopathique. Elle apparaît lors d'épisodes de rupture, de perte de réalité. Il s'agit d'un mécanisme de réorganisation de la perception du monde. La psychose en général est une solution à des conflits internes insupportables. L'expression déviante est l'issue du conflit entre le Moi et le monde extérieur, une lutte contre l'angoisse face à la menace de perte d'amour de l'objet, en liaison avec la violence archaïque éprouvée contre l'autre.

Examens

Ils consistent en :

- une biographie ;
- une histoire de la maladie ;

- des tests de personnalité : test de Rorschach ;
- des test psychométrique de Wechsler-Bellevue ;
- des bilans somatique, clinique, paraclinique, psychologique.

Traitement

Le traitement est au long cours en raison de la dimension chronique de la maladie. Le cadre thérapeutique varie selon l'évolution de la maladie, l'autonomie du patient, le niveau économique et l'environnement familial. Il peut s'agir d'une hospitalisation complète, d'une hospitalisation de jour, de nuit, dans une maison communautaire, un appartement associatif, un foyer de postcure.

Traitement médicamenteux

La prescription de neuroleptiques est la base du traitement biologique. Le choix de la molécule sédative, incisive ou désinhibitrice est dicté par la symptomatologie. Les posologies sont adaptées à l'intensité des symptômes. Il est possible d'y adjoindre des hypnotiques, des antidépresseurs, des anxiolytiques et des antiparkinsonniens si le patient présente des troubles extrapyramidaux. Les traitements au long cours comportent des neuroleptiques à action prolongée, administrés par voie parentérale qui agissent progressivement à partir du point d'injection. Ces traitements par voie parentérale sont prescrits à des patients qui ne peuvent s'astreindre au respect d'une thérapeutique quotidienne. Les traitements médicamenteux permettent de rétablir la communication avec le malade et facilitent l'offre de psychothérapie et/ou de sociothérapie (voir « Les neuroleptiques », p. 174).

Sismothérapie

Elle est prescrite dans les cas d'épisodes catatoniques.

Psychothérapie

Diverses formes sont possibles :
- psychothérapie de soutien ;
- thérapie institutionnelle ;
- thérapie familiale ;
- thérapie comportementale, en présence d'une symptomatologie névrotique associée ;
- psychothérapie brève ;
- psychothérapie d'inspiration analytique, indication rare.

Sociothérapie

On peut associer :
- ergothérapie, inscrite dans un projet précis ;
- soutien social (appartement associatif, maison communautaire, foyer de post-cure, hospitalisation de jour, de nuit, etc.) ;
- techniques corporelles : massages, entraînement physique ;
- activité physique.

Prise en charge infirmière

Soins techniques

Ils consistent à :

- expliquer au patient la nécessité du traitement ;
- veiller à la prise du traitement et surveiller les effets secondaires ;
- administrer le traitement dans l'environnement le plus agréable possible (parler au patient) ;
- surveiller le comportement du patient ;
- surveiller l'hygiène corporelle et la tenue vestimentaire qui doit correspondre à la saison ;
- surveiller l'état physique du patient : dentition, infection, plaies éventuelles ;
- observer et surveiller les comportements alimentaires, s'assurer que le patient s'alimente correctement, apprécier son appétence pour le tabac, le café, etc.

Soins relationnels

Communication

Elle est difficile, car le langage ne sert pas réellement à communiquer mais plutôt à traduire à l'état brut des sensations, des impressions. Il faut néanmoins prendre le temps d'écouter le patient, lui demander de préciser ses pensées, trouver avec lui le sens de ses paroles, redonner un sens à son discours en y travaillant en équipe multidisciplinaire.

Angoisse

Elle est massive, facilement cernable car le patient pleure, crie, a des comportements étranges. L'infirmier doit toujours en tenir compte et le rassurer par une présence constante en élaborant des projets en collaboration avec lui, mais en évitant de s'occuper exclusivement de lui.

Idées suicidaires

L'infirmier ne doit pas les négliger car la frontière est mince entre le discours et le passage à l'acte. La verbalisation permet le plus souvent d'endiguer le risque suicidaire.

Temps et espace

Ces notions sont impalpables chez la plupart des patients présentant des troubles schizophréniques (absence de temps). Il faut donc imposer le temps :

- en précisant la date ;
- en parlant du temps de l'hospitalisation ;
- en évoquant ce qui est passé ;
- en évoquant ce qui est à passer.

Il faut donner également des repères spatiaux : préciser le lieu de l'hospitalisation et envisager des possibilités de réinsertion.

Vécu corporel

Le corps n'est plus vécu comme une entité mais comme des parties sans lien les unes avec les autres. C'est une angoisse de morcellement. On doit :

- aider le patient au niveau des soins du corps, de l'apparence physique ;

- accompagner le patient dans les actes de la vie quotidienne, toilette, repas, tenue vestimentaire, tenue de la chambre, etc. ;
- amener le patient à reconnaître son corps et à l'accepter comme tel ;
- faire participer le patient à des ateliers avec miroir, vidéo, photo, en fonction du projet de soins du patient.

Animation d'activités à visée sociothérapique

Il faut établir un **projet thérapeutique** en y incluant le **projet de soins individuel** du patient. Cela consiste à établir un lien avec le patient, à favoriser l'extériorisation de sa souffrance et à lui permettre de s'insérer dans son cadre sociofamilial et professionnel. Par ailleurs, il importe d'identifier les centres d'intérêts et les goûts du patient, d'utiliser ses préférences et ses compétences pour l'introduire dans les activités et les ateliers thérapeutiques d'expression qui favorisent les interactions sociales, activent la motivation par la réussite à des tâches déterminées. Il faut enfin encourager la mobilisation corporelle par la pratique du sport, de la relaxation afin de diminuer l'angoisse et d'agir sur l'apragmatisme ainsi que sur les troubles de la conscience de soi. Les règles du jeu à respecter permettent un travail sur le rapport à la loi et le respect de chacun.

Soins éducatifs

Faire participer la famille et l'amener à avoir une attitude positive. Lui expliquer les troubles et le but du traitement.
Éduquer le patient (hygiène corporelle, tenue vestimentaire).

- **Ambivalence**
- **Apragmatisme**
- **Autisme**
- **Automatisme mental**
- **Barrage**
- **Catatonie**
- **Discordance**
- **Dissociation de la pensée et affective**
- **Étrangeté**
- **Impénétrabilité**
- **Néologismes**
- **Paranoïde**
- **Stéréotypies**

vous devez savoir faire...

Actes infirmiers

- S'adapter à la situation.
- Faire preuve de diplomatie pour ne pas frustrer le patient.
- Établir un climat de confiance.
- Être disponible, à l'écoute et tolérant.
- Savoir gérer le temps et l'angoisse.
- Prévenir l'agitation et le passage à l'acte.
- Contrôler sa peur et ses émotions face à ces sujets impulsifs.
- Identifier les attitudes et comportements des patients dont la caractéristique principale est l'impulsivité accompagnée de sadisme, de cruauté, d'insociabilité et d'immoralité.
- Surveiller le comportement du patient dont les troubles sont très fréquents (humeur variable et souvent irritable).
- Remplir la biographie du patient, de l'enfance à l'âge adulte, sans oublier l'adolescence.
- Observer et noter tous ces signes sur le dossier de soins infirmiers.
- Appliquer et surveiller les traitements.

Diagnostics infirmiers prévalants

- Stratégies d'adaptation individuelle inefficaces.
- Risque de violence envers soi et envers les autres.
- Risque de perturbation dans l'exercice du rôle parental.
- Perturbation de l'identité personnelle.
- Perturbation des interactions sociales.

...donc vous devez savoir :

Connaissances requises

- Définir la personnalité psychopathique qui repose sur des arguments biographiques.
- Analyser et caractériser les traits de la personnalité :
  - impulsivité, instabilité ;
  - facilité du passage à l'acte ;
  - insatisfaction permanente ;
  - dysphonie et oscillation thymique ;
  - traits de personnalité :
    – hystérique, suggestif, mythomane ;
    – pervers, agressif, pervers sexuel ;
    – paranoïaque.
- Identifier l'extrême polymorphie des troubles.

Psychopathie

Définition

Il s'agit de troubles du comportement qui, dans la classification DSM-III-R, apparaissent dans la rubrique « personnalité antisociale » et qui se manifestent par de l'agressivité, une délinquance, un non-respect des lois.

Épidémiologie

La personnalité de psychopathe est plus fréquente chez l'homme que chez la femme. Les chiffres varient selon les origines sociales des sujets. Les psychopathes se rencontrent dans tous les milieux sociaux, mais les milieux sociaux défavorisés sont les plus concernés.

Personnalité

Les traits de la personnalité psychopathe apparaissent dans l'enfance. Dès le début de sa scolarité, le sujet est instable, opposant, contestataire, désobéissant, querelleur. La biographie est un élément essentiel, car elle permet de repérer les troubles précoces résultant dans la plupart des cas d'une carence affective et d'une impossibilité d'identification.

Enfance

Elle est marquée par des retards scolaires, des manifestations caractérielles, des fugues, des conduites antisociales, la pratique de l'école buissonnière. On note parfois une cruauté envers les animaux ou des « petits vols ».

Adolescence

Les troubles s'accentuent. Les changements d'établissement scolaire sont fréquents ; ils constituent un handicap et contribuent à l'échec scolaire. L'adolescent transgresse la loi de manière répétée avec les institutions qu'il fréquente (vol, alcool, toxicomanie, etc.). L'adolescent a souvent une sexualité précoce et agressive.

Âge adulte

À la période du service militaire, l'adulte s'engage volontiers et déserte fréquemment. Il choisit volontiers des régiments durs telle la Légion étrangère. Son parcours professionnel est chaotique. Instable, il change d'emploi ou de métier fréquemment, alternant des périodes de travail intense et des périodes de chômage. Sa vie sentimentale et sexuelle est perturbée ; instable, il est jaloux, passionné, violent, querelleur. Il est le plus souvent incapable de tirer un enseignement de ses expériences et a des démêlées avec la justice. Il déménage fréquemment, vivant en hôtel, en foyer ; il n'a pas de domicile fixe.

Sémiologie clinique

Le sujet psychopathe présente de fortes modifications de l'humeur. Il change d'avis ou d'attitude brutalement sans motivation précise. Le contact avec le sujet psychopathe est très superficiel, malgré des apparences contraires. Il est facilement mythomane et manipulateur.

Impulsivité et instabilité affective

Le psychopathe présente des troubles caractériels marqués : susceptible, coléreux, irritable, agressif. Sous une apparence forte, dynamique, le sujet donne l'impression d'être à l'aise. Il est pourtant faible, dépendant, immature, avec une affectivité marquée par une hyperémotivité qui se traduit par des explosions d'angoisse, d'émotion, d'excitation motrice.

Insatisfaction permanente

Le psychopathe est sujet à l'ennui. Il recherche les risques (délits, jeux, etc.), l'aventure, l'évasion (alcool, drogue), le changement de milieu.

Transgression de la loi

Les insatisfactions du sujet psychopathe, sous-tendues par un état dépressif non apparent, amènent le sujet à développer des conduites à risques : délits, dettes, toxicomanie.

Passage à l'acte

Le passage à l'acte apparaît comme la seule réponse possible au conflit auquel le sujet est confronté. Il est dans l'incapacité d'attendre la satisfaction d'un désir ou de mesurer les incidences de ses choix pour lui et pour les autres. Il ne peut ni intérioriser ses expériences, ni en tirer un enseignement. Il présente un comportement inadapté et antisocial.

Mythomanie et perversion

Le sujet psychopathe présente des caractéristiques hystériques (suggestibilité, égocentrisme, mythomanie) et perverses (amoralité, perversions sexuelles épisodiques).

Psychopathologie

« Le passage à l'acte fait l'économie de la mentalisation des conflits. » (P. Jeammet)
Au niveau dynamique, le passage à l'acte permet une satisfaction des pulsions sans tenir compte des interdictions du Surmoi.
Au niveau topique, on parle d'une absence de perception des interdictions du Surmoi et de la réalité extérieure.

Causes

La biographie de ces patients est mouvementée.
Le milieu familial est perturbé ; on note une mauvaise identification à l'image paternelle pour le patient homme.
Il y a absence d'intégration des expériences vécues.
Les péripéties de l'existence du psychopathe sont le résultat de ses traits de caractère.

Examens

Seule l'association des différents éléments de la biographie permet de diagnostiquer la personnalité psychopathe. Il faut y ajouter l'observation des traits de la personnalité. Il n'y a pas de facteur biologique permettant le diagnostic de psychopathie. Toutefois, des études ont mis en évidence, dans quelques cas, des facteurs héréditaires.
On recherchera également, dans l'histoire de la famille, l'influence du père et de la mère.

Diagnostic médical

Le diagnostic médical repose sur la biographie.

Diagnostics différentiels de la personnalité psychopathe

Troubles de l'adolescence

La crise d'adolescence réactionnelle se caractérise par une absence de biographie typiquement psychotique (voir « Personnalité », p.158).

États limites ou *border line*

Le sujet est critique vis-à-vis de ses passages à l'acte, les attitudes antisociales sont exceptionnelles.

Impulsion d'origine névrotique

Il y a une absence de passage à l'acte, le désir de tuer est déplacé sur des sites conjuratoires.

Impulsion d'origine délirante

Le vécu délirant peut être identifié.

Schizophrénie héboïdophrénique

L'entrée dans la schizophrénie présente parfois des actes de délinquance.

Épilepsie

Dans certaines épilepsies (temporales), on rencontre des crises violentes d'hétéro ou d'autoagressivité.

Évolution

La personnalité psychopathe se déclare en règle générale à l'adolescence. À cette période, le comportement opposant est très marqué, le sujet est en rébellion avec ses parents.

Le temps est un élément important : les psychopathes de plus de 40 ans sont rares. L'évolution favorable se concrétise lorsque le sujet rencontre un milieu et/ou un groupe qui va le canaliser : soit des univers réglementés (police, armée) qui vont cadrer ses comportements psychopathiques, utiliser son agressivité ; soit des univers ouverts au risque (cascadeur, moniteur de haute montagne, journaliste) qui offrent la diversité, qui valorisent leurs membres ; soit encore les partis politiques qui vont favoriser le besoin d'agir, de dominer.

L'évolution défavorable est liée à des comportements tels l'alcoolisme, la toxicomanie, la délinquance, les comportements asociables, la clochardisation ou la revendication (paranoïaques).

Traitement

Il doit prendre en compte l'aspect familial, social et biologique.

Traitement médicamenteux

Il n'y a pas de traitement médicamenteux spécifique. Cependant, des neuroleptiques tels le Nozinan®, le Largactil® sont prescrits lors des accès de violence ; des antidépresseurs sédatifs (Anafranil®, Laroxyl®) sont utilisés lors des états dépressifs.

Cadre thérapeutique

Il doit être spécialisé et tenir compte de la loi (service de psychiatrie, hôpital de jour, foyer de semiliberté). Le sujet psychopathe doit être assisté et protégé.

Traitement psychothérapique

L'objectif d'un traitement psychothérapique est de ramener le sujet à la loi. Il doit être mené en équipe pour éviter toute idéalisation ou identification. La justesse de l'attitude est essentielle, un excès de rigueur pouvant induire des effets négatifs.

Prise en charge infirmière

Le caractère antisocial du sujet psychopathe représente une difficulté dans l'approche « médicale », « sociale » et soignante. Le patient sait parfaitement manipuler une équipe. Il est donc nécessaire d'adopter une attitude univoque face à lui. La prise en charge infirmière est délicate, précaire, car elle est mise en cause par le sujet dès qu'il est confronté à la moindre frustration, défiant les lois, le règlement, rejetant l'autorité. La mise en place par l'équipe d'un contrat de soins est indispensable (détermination de règles de vie).

Soins relationnels

L'infirmier doit donner un sens aux actes par la parole. Il évalue les limites de la sociabilité du patient et maintient une certaine fermeté dans la relation, sans rigidité et tout en étant rassurant. Il évite de répondre à la violence par une contre-agressivité.

Surveillance et observation

Il faut repérer les risques de suicide, veiller aux manifestations d'agressivité risquant d'entraîner des actes de violence vis-à-vis des autres patients et du personnel. Les infirmiers doivent observer, noter sur le dossier de soins tous les signes avant-coureurs (changement brutal d'humeur, etc.).

Soins sociothérapiques

Des activités variées sont proposées au patient : des activités physiques visant à calmer l'agressivité, la violence potentielle ; des activités de vie quotidienne autour des repas, de l'entretien de la chambre, avec pour objectif de rappeler les contraintes des règles de vie ; des activités d'expression qui peuvent permettre la verbalisation de l'angoisse. Toutes ces activités doivent se faire avec beaucoup de vigilance et en équipe multidisciplinaire.

Préparation de la sortie

L'assistance sociale a un rôle important dans la réinsertion du patient, souvent en rupture avec les réalités économiques et sociales (par exemple dans la recherche d'un logement, d'un travail, dans le règlement des dettes, etc.).

- **Absence d'affectivité**
- **Absence d'anxiété**
- **Absence de culpabilité**
- **Déséquilibre psychique**
- **Impulsivité - instabilité**
- **Inadaptabilité**
- **Passage à l'acte**
- **Personnalité antisociale**
- **Personnalité psychopathe**
- **Susceptibilité**

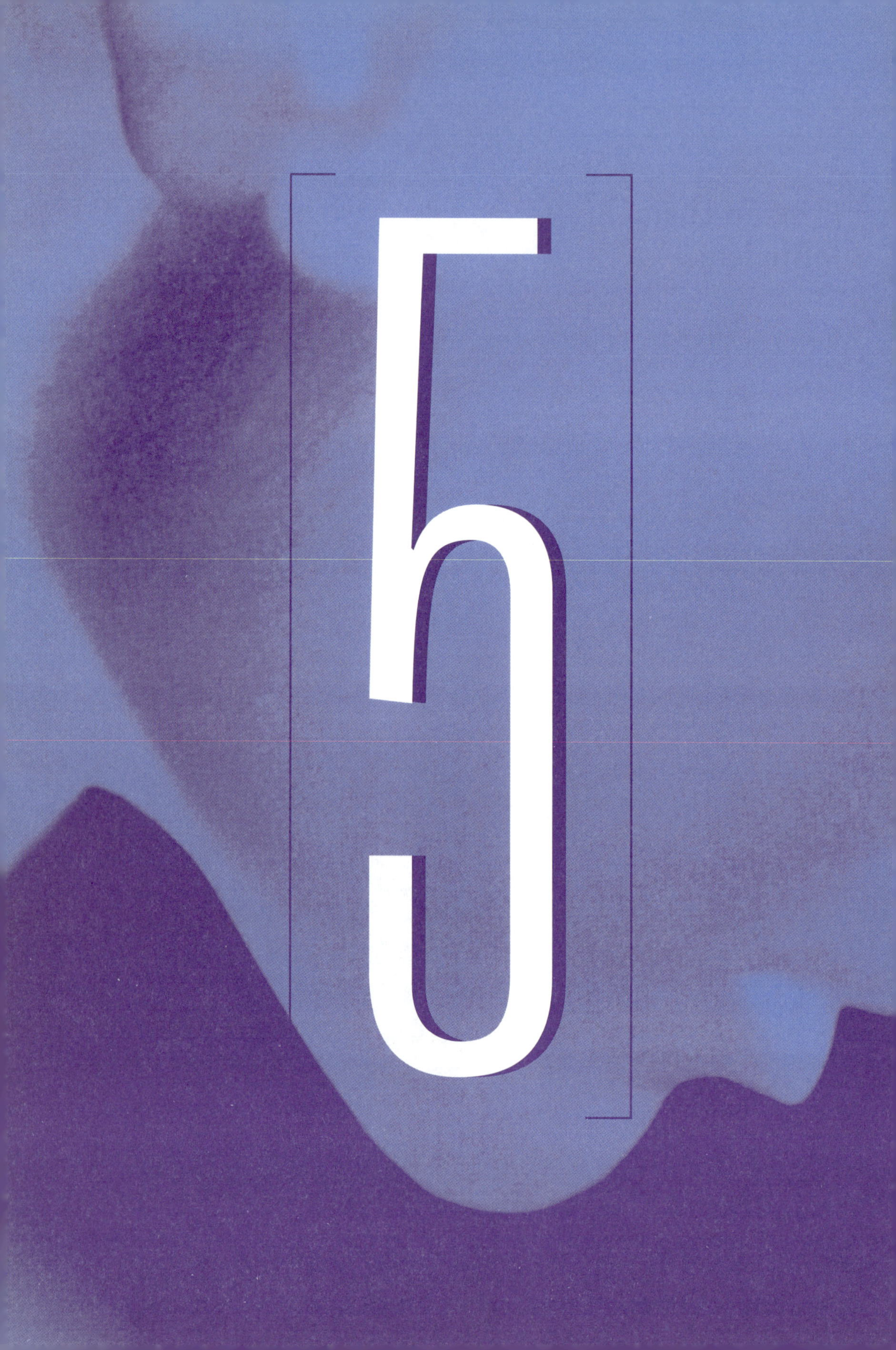

5

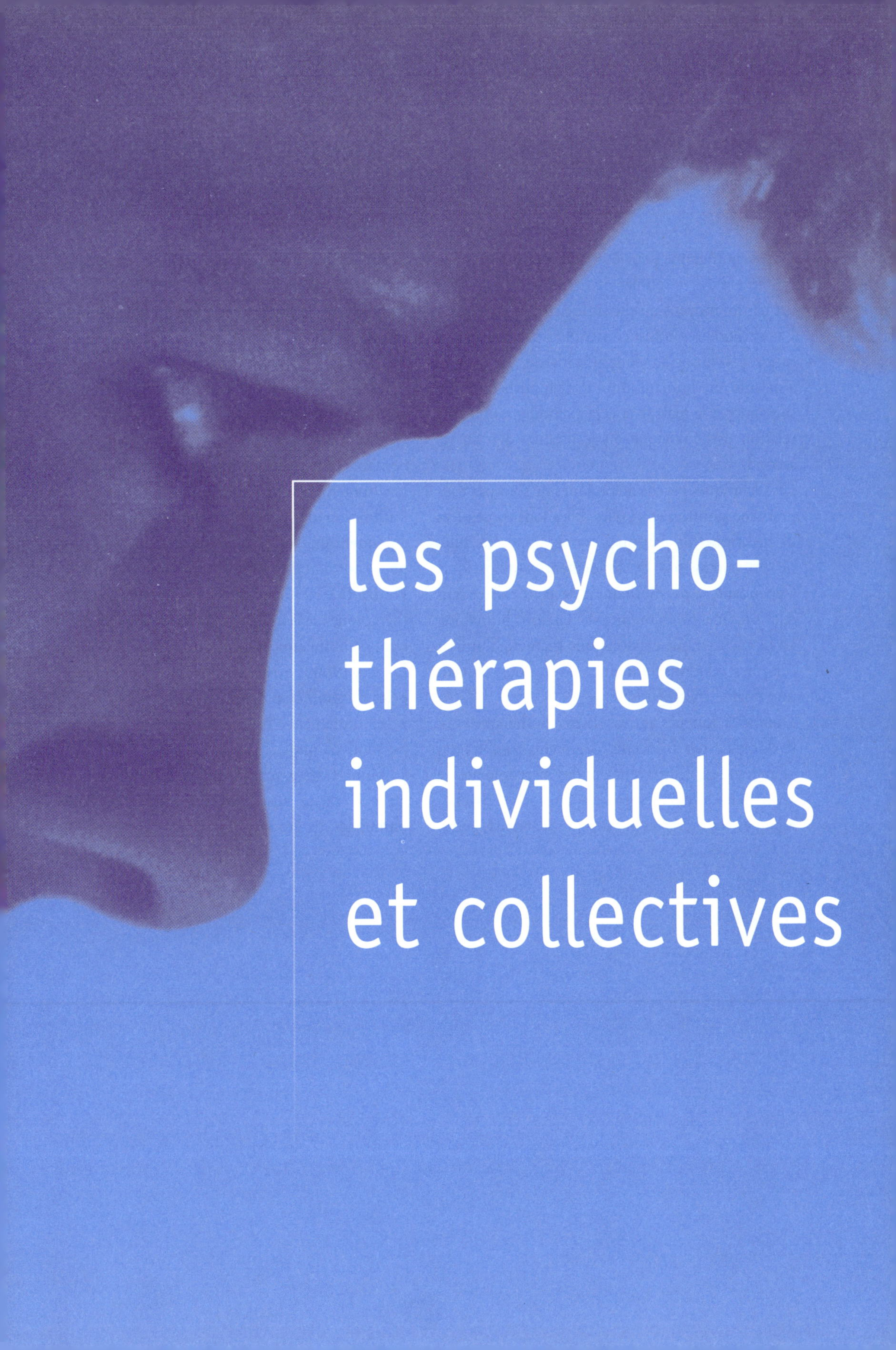

les psycho-thérapies individuelles et collectives

22 introduction

La psychothérapie peut être considérée comme le traitement des « troubles de l'esprit ». Elle se définit par les moyens qu'elle utilise.

La psychothérapie s'est construite à partir de l'évolution psychosociale de la psychiatrie. Ce progrès a permis une humanisation des rapports entre les soignants et le malade et cela a rendu possible une relation psychologique où le premier agit sur le second.

Les techniques psychothérapiques ne sont pas toujours coordonnées entre elles. Elles sont constituées de théories et de pratiques parfois opposées. Elles ne présentent pas de fondement systématique. Cependant, la psychothérapie ne peut exister sans relation, une vie étant faite de relations humaines. La psychothérapie est donc une manière d'utiliser certaines relations humaines, avec pour objectif une finalité thérapeutique.

Durant de longues années, la psychothérapie était le domaine des médecins ; les techniques étaient peu définies. L'intervention des psychologues a favorisé le développement des approches psychologiques, les thérapies par le repos, l'activité, l'éducation, la rééducation, pour évoluer vers de véritables techniques.

Aujourd'hui, la psychothérapie n'est plus un simple soutien humain, une sympathie à l'égard de celui qui souffre. C'est un ensemble d'interventions déterminées, fondé sur la notion de relation, qui demande une formation spécifique. Son histoire est récente mais elle s'impose désormais comme une véritable thérapeutique psychiatrique.

Les traitements psychothérapiques reposent sur l'utilisation de moyens psychologiques. Ils sous-entendent une attitude d'aide de la part du thérapeute qui doit être formé à ces techniques.

De 1930 à 1960 environ, les traitements psychothérapiques se résumaient en une seule technique, « la psychothérapie d'inspiration analytique ».

Depuis 1960 il existe des thérapies plus courtes :

- les psychothérapies brèves ;
- les traitements psychologiques avec approche psychodynamique.

La plupart des psychothérapies sont individuelles, mais il existe aussi des techniques collectives (familiales, de groupe...).

Psychanalyse

Elle est à la base de la psychothérapie moderne. Elle a pour objectif la maturation progressive du patient. C'est une théorie qui permet au sujet de prendre conscience de sa vie psychique et qui vise à l'aider à modifier les défauts de son fonctionnement.

Freud a permis, par sa découverte, la reprise du développement affectif. Par la psychanalyse, le patient peut « reprendre » son histoire.

Mais elle implique une volonté du sujet qui s'engage dans cette démarche, qui souhaite se connaître, se comprendre et veut modifier son fonctionnement relationnel, psychologique ou social.

La psychanalyse s'adresse avant tout aux névroses. Les états schizophréniques, les toxicomanies, les perversions… ne sont pas, en principe, des indications pour une psychanalyse. Elle suppose une forte motivation du sujet, une bonne capacité d'introspection et de verbalisation, un niveau intellectuel satisfaisant.

La durée d'une cure analytique est longue, plusieurs années généralement. Elle implique le respect de règles strictes :

- le sujet doit être demandeur ;
- il a toujours la liberté de la parole ;
- il a l'obligation de venir à chaque séance et doit payer les rendez-vous fixés même s'il est absent.

Le rôle de l'analyste est d'écouter et d'aider le sujet. La qualité de sa propre formation est essentielle. Il doit être capable de contrôler ses réactions personnelles.

Par l'interprétation, il aidera le patient à modifier son fonctionnement psychique.

Règles fondamentales de l'analyse

Au début de l'analyse, l'analyste fixe les règles au patient.

Il est demandé au patient d'exprimer sans réserves ce qu'il pense et ce qu'il éprouve ; il doit verbaliser les images, les pensées selon la méthode des associations libres.

Le travail analytique implique la mise à jour des aspects refoulés de la vie psychique, ainsi que la compréhension des résistances par le patient.

Les règles en sont strictes : horaire fixe, durée déterminée, honoraires fixés, position allongée sur le divan, présence du psychanalyste derrière le sujet.

Analyste

La psychanalyse peut être pratiquée par quiconque : médecin, psychologue, infirmière ou autre, sous réserve qu'il ait lui-même été soumis à une psychanalyse (psychanalyse didactique).

Cette expérience et cette formation garantissent la neutralité de l'analyste et permettent l'établissement d'une relation thérapeutique fondée sur le transfert, c'est-à-dire la projection sur l'analyste des sentiments irrationnels du patient. L'analyse permettra leur compréhension. Toutes les psychothérapies ont recours au transfert, mais toutes n'autorisent pas une réelle étude de ce phénomène transférentiel.

Le transfert n'intervient pas que chez le patient. C'est là que la notion de contre-transfert apparaît (c'est-à-dire l'ensemble des émotions que le transfert du patient induit chez le psychanalyste). L'analyste doit contrôler ses réactions pour permettre un véritable travail.

Interprétation

Elle se doit d'être juste et elle doit être réitérée : c'est grâce à la qualité de ses interprétations que l'analyste permet la cohérence de l'expérience vécue par le patient. Celles-ci portent sur le matériel psychologique fourni par le patient (rêves, souvenirs, pensées, images, fantasmes, lapsus…).

Psychothérapie d'inspiration analytique

Moins rigoureuse que l'analyse, elle est indiquée chez les sujets dont la personnalité est trop fragile pour supporter une cure analytique, chez les patients présentant des troubles de la personnalité, dans les états limites et névrotiques. Elle est parfois proposée à certains patients psychotiques.

La cure est généralement plus courte, les séances plus espacées. Le patient et le thérapeute sont assis face à face. Le thérapeute intervient et soutient plus le patient.

La psychothérapie d'inspiration analytique, comme la psychanalyse, représente une thérapie reconstructrice du sujet.

Le principe de base est que le sujet puisse exprimer librement ses pensées et ce qu'il ressent, selon la règle de la « libre association ».

Selon la capacité du sujet à « refouler », il développe ou non des résistances, et les modifications du fonctionnement psychique du sujet résultent du « transfert » sur le thérapeute.

Psychothérapie de soutien

C'est la plus utilisée dans la prise en charge des patients en psychiatrie. Les techniques de psychothérapie de soutien sont multiples : guidance, conseils, directivité ou semi-directivité, etc. Elle repose sur une relation empathique, chaleureuse et rassurante.

Les psychothérapies de soutien s'adressent surtout aux états réactionnels, aux états anxieux, aux patients dépressifs chroniques, aux schizophrènes ou aux délirants chroniques.

Thérapies comportementales et cognitives

Le fondement de ces thérapies – quelquefois appelées thérapies « behaviorales » (de l'anglais *behaviour*) – repose sur l'idée que certains troubles mentaux sont des mécanismes inadaptés liés au processus d'apprentissage et que, de ce fait, ils peuvent être modifiés.

Les thérapies comportementales et cognitives ont donc pour objectif de faire disparaître certains comportements inadaptés, sans pour autant modifier la personnalité du patient.

Les thérapies comportementales et cognitives impliquent de la part du patient une motivation au changement. Elles ont des indications spécifiques : troubles phobiques, obsessionnels et compulsifs, troubles de l'anxiété, états dépressifs et certains troubles alimentaires.

Ces thérapies comportent quatre étapes :

- **l'analyse comportementale :** la finalité de cette première étape est d'identifier, d'analyser, de hiérarchiser les troubles du comportement et de répéter les facteurs qui favorisent leurs déclenchements. Elle prend également en considération la motivation du patient par rapport au traitement ;
- **l'établissement d'un contrat thérapeutique :** la deuxième étape est la clarté du contrat. Il doit être construit sur une volonté réciproque. Des objectifs précis sont énoncés entre le patient et le thérapeute ;
- **la définition d'un programme de traitement :** un programme est défini avec des objectifs de progression sur un temps déterminé. Il implique des techniques précises, où le patient est actif dans le traitement, et des temps d'auto-évaluation sont arrêtés. L'objectif de cette partie du traitement est de faciliter chez le patient la prise de conscience de ses troubles ;
- **l'évaluation :** cette dernière étape intervient à la fin du traitement. Elle permet de mesurer sa pertinence et son efficacité par rapport à la phase initiale.

Plusieurs techniques de thérapie comportementale sont proposées. Elles s'adressent surtout aux phobies, aux troubles obsessionnels compulsifs (TOC) avec rituels ou obsessions. Le nombre de séances varie selon la technique.

Parmi ces différentes techniques, on distingue :

- **les techniques d'exposition ou d'immersion**, qui ont pour objectif de faire disparaître les réactions pathologiques à partir de stimulus. Ces techniques sont principalement mises en œuvre dans le traitement des phobies. Durant le traitement de désensibilisation, qui comporte de 10 à 30 séances, le patient doit se confronter aux situations sources de ses phobies. Trois étapes sont nécessaires : l'apprentissage de la relaxation, l'affrontement de la situation pathogène et la confrontation avec la réalité ;
- **l'entraînement à l'affirmation de soi**, dont l'objectif est de faire acquérir au patient de nouveaux comportements à partir de jeux de rôles. Il permet un entraînement aux aptitudes sociales et est mis en œuvre dans le traitement des phobies sociales ;
- **les techniques sociocomportementales :** le jeu de rôles est utilisé pour favoriser le développement, les interactions sociales et l'affirmation de soi. Ces techniques sont utilisées chez les patients dépressifs et les patients schizophrènes, plus précisément dans les cas de schizophrénies déficitaires.

Les thérapies cognitives accompagnent généralement les thérapies comportementales. Elles analysent les distorsions cognitives et ont pour but d'amener le patient à reconnaître et à modifier ses croyances irrationnelles.

Autres thérapies individuelles

Analyse transactionnelle

Elle est fondée sur l'analyse de la communication intrapersonnelle.

Psychothérapie de Carl Rogers

Non directive, elle est fondée sur une relation de confiance mais n'utilise pas le transfert. Elle permet l'expression des sentiments. Le thérapeute se doit d'être attentif, à l'écoute du patient. Il aura recours à la reformulation des émotions du sujet.

Relaxation

Elle est utilisée lors des dépressions masquées, les états anxieux et les manifestations psychosomatiques.

Plusieurs méthodes de relaxation existent :

- la méthode du « *training* autogène de Schultz » : par l'autosuggestion verbale le sujet apprend progressivement la détente de l'ensemble de ses muscles ;
- la méthode de relaxation progressive de Jacobson : le thérapeute invite le patient à s'allonger, puis à contrôler et relâcher ses muscles en fixant son attention sur la phase de détente musculaire ;
- la relaxation d'inspiration analytique : durant les séances de relaxation, le sujet évoque son vécu qui fait l'objet d'interprétations par le thérapeute.

Gestalt thérapie

De l'allemand *Gestalt* (apparence, aspect) dont l'objectif est de favoriser la prise de conscience du corps et des gestes.

Thérapie primale

Il s'agit, au travers du « cri », de favoriser l'expression des détresses primaires.

Bioénergie

Elle a pour objectif de libérer le vécu émotionnel du sujet.

Rôle de l'infirmier

Toutes ces techniques peuvent être pratiquées par les infirmiers sous réserve d'une démarche personnelle préalable et d'une formation validée par des thérapeutes.

24 psychothérapies collectives

L'histoire des psychothérapies de groupe débute aux États-Unis dans les années 1900. Elle a tout d'abord été utilisée chez des patients atteints de tuberculose, puis s'est étendue chez les malades mentaux sous forme de clubs vers 1920, avant d'être utilisée auprès d'enfants en difficulté à partir de 1934.

La Seconde Guerre mondiale a favorisé le développement des thérapies de groupes. C'est en Amérique et en Grande-Bretagne qu'elles ont connu un essor considérable, dans les années 1945. En France, S. Lebovici et R. Diatkine, entre autres, ont développé des formes de thérapie collective.

Les psychothérapies collectives s'adressent à un couple, une famille ou un groupe. Elles reposent sur les phénomènes dynamiques du groupe dans lesquels s'expriment les conflits personnels de chacun.

Les psychothérapies de groupes sont utilisées dans les institutions psychiatriques. Elles ont leurs indications chez les patients fragiles.

Groupes de parole

Les groupes d'alcooliques (les Alcooliques anonymes, par exemple), les groupes de boulimiques, les Débiteurs anonymes, etc.

L'action thérapeutique est liée au phénomène d'identification dans le groupe.

Psychodrame

Dans cette méthode, l'improvisation dramatique a une finalité thérapeutique. Deux types de psychodrames sont utilisés : la méthode de Moreno, et le psychodrame psychanalytique.

Dans le psychodrame de Moreno, le patient joue un rôle improvisé par lui à partir de ses difficultés devant les membres du groupe. Cela lui permet de mieux saisir certains aspects de sa personnalité.

Dans le psychodrame analytique, il s'agit d'une forme de cure analytique à destination de patients ne pouvant se plier à la règle classique de l'analyse. Le transfert et l'interprétation entrent en jeu.

Psychothérapies familiales

Elles ont pour objectif de permettre une communication entre le sujet et les membres de sa famille (enfants, parents, conjoint, etc.).

Les psychothérapies familiales d'inspiration analytique travaillent sur le transfert (famille-thérapeute). D'inspiration systémique, elles travaillent sur le mode de communication dans la famille.

Un infirmier formé à ces techniques peut participer à ces activités de psychothérapie de groupe, le plus souvent avec un médecin ou un psychologue.

Formation des infirmiers psychothérapeutes

Freud a clairement écrit qu'il n'était pas nécessaire d'être médecin pour être psychanalyste. La psychothérapie est une technique de la psychologie, et elle n'appartient nullement aux médecins.

Un infirmier ayant une solide formation en sociologie, en psychologie sociale, en psychopathologie et ayant lui-même suivi le traitement psychologique dont il veut acquérir la maîtrise peut assumer cet exercice professionnel sous le contrôle d'un médecin, seul ou en collaboration avec les autres acteurs de l'équipe soignante.

sociothérapies 25

Les sociothérapies recouvrent un vaste champ d'activités de soins et trouvent leurs origines dans l'idée thérapeutique d'une réadaptation par l'activité, la créativité, l'éducation et la rééducation. Au cours de l'histoire, ces différentes thérapies ont été utilisées puis abandonnées, selon des effets « de mode » et sous l'influence de courants qui ont traversé les institutions psychiatriques. Les infirmiers ont toujours été les acteurs et souvent les initiateurs de ces activités.

Aujourd'hui, elles se définissent plus comme des activités sociothérapeutiques, car elles visent à resocialiser le patient en l'incitant, en l'invitant, à rechercher des centres d'intérêts et à s'exprimer. Elles sont proposées au patient soit de façon individuelle, soit de façon collective, selon leur nature et selon les indications médicales. Elles font l'objet d'un projet de soins par les infirmiers.

Les activités occupationnelles des débuts sont devenues des ateliers « jardin, cuisine », les activités d'éducation se sont transformées en ateliers (informatique, lecture, écriture) et les activités de créativité en ateliers d'art, de thérapie à travers des groupes de théâtre, de musique, de peinture, des sorties, des séjours thérapeutiques.

Dans chacune de ces activités sociothérapiques, l'infirmier trouve toute sa place. La formation qu'il reçoit au cours de ses études sur les médiateurs de la relation le prépare à ces activités dites aujourd'hui de sociothérapie. Elles font partie intégrante de son rôle propre.

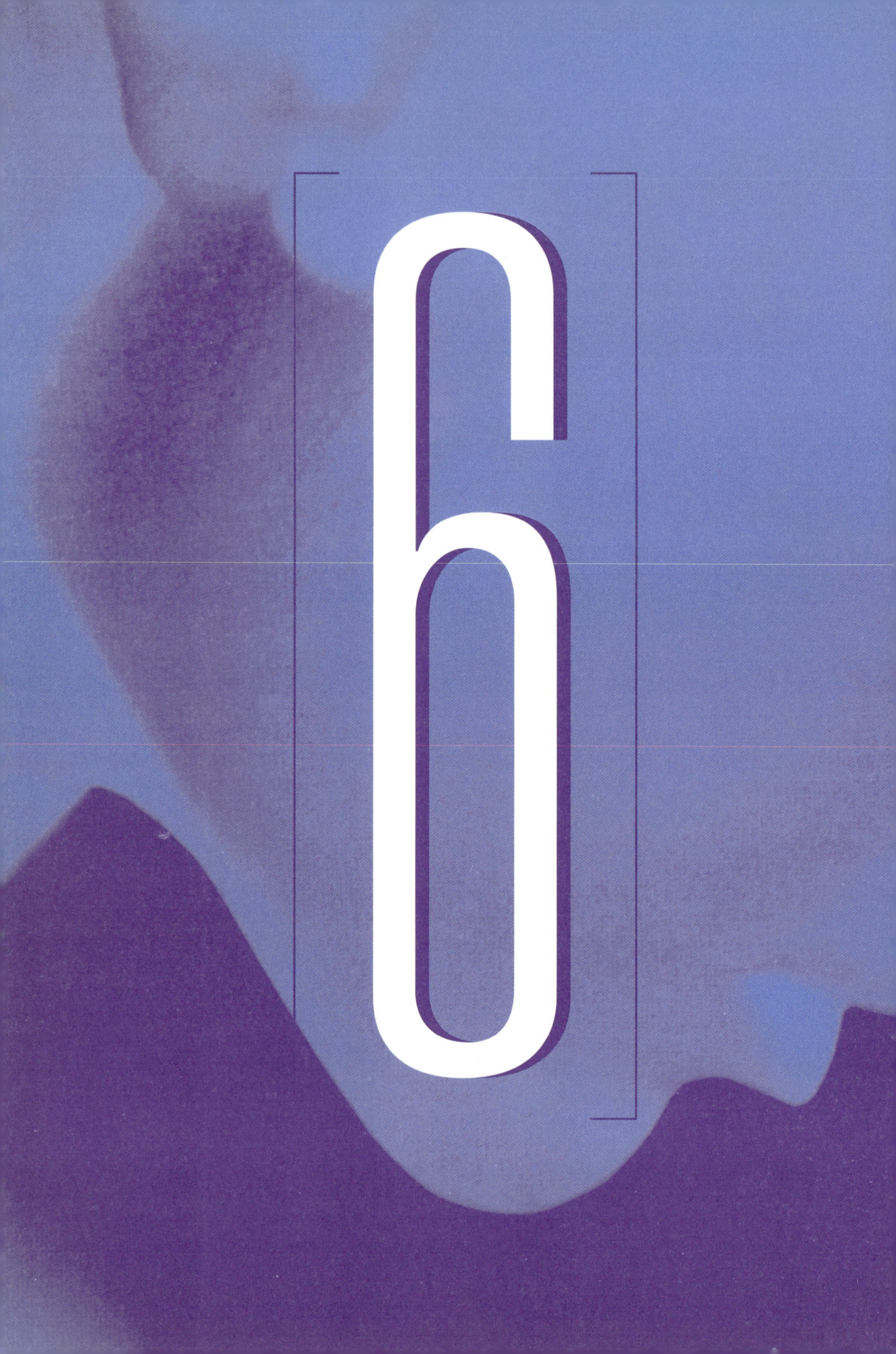

6

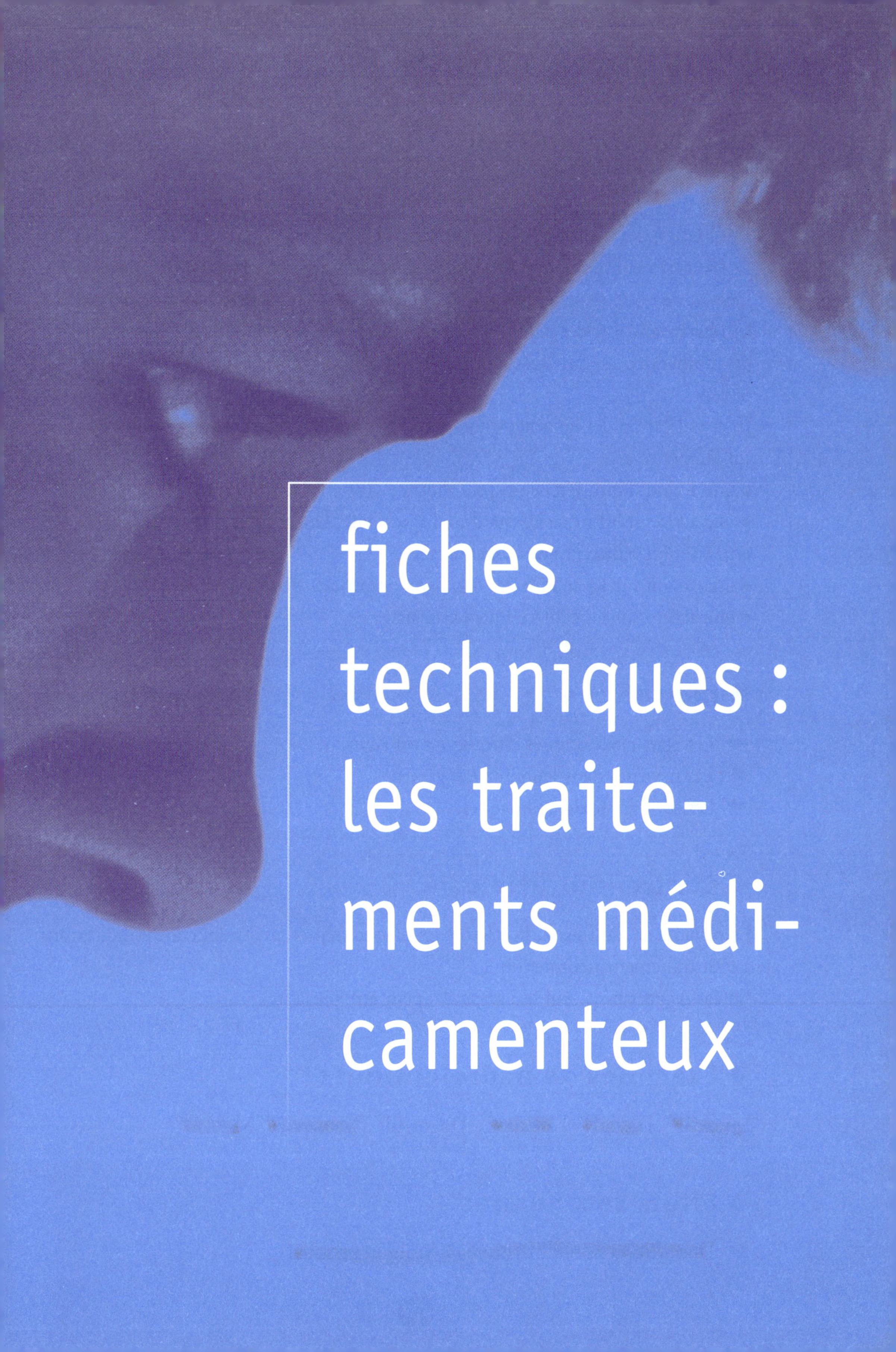

fiches techniques : les traitements médicamenteux

26 les neuroleptiques

L'utilisation des neuroleptiques dans la psychiatrie française remonte aux années 50. Le premier neuroleptique utilisé fut le Largactil®, découvert en 1952.
Depuis, de nombreux neuroleptiques ont été découverts. Ils réduisent les symptômes les plus invalidants des psychoses. Ils ne doivent pas pour autant occulter la relation psychothérapique qui accompagne obligatoirement toute prise en charge des patients.
La classification des neuroleptiques, proposée en 1957 par Delay et Deniker, repose sur cinq critères :

- une action d'indifférence psychomotrice sans effet hypnotique ;
- une action inhibitrice à l'égard de l'agressivité, l'agitation ;
- une action réductrice des psychoses ;
- une action sur les manifestations psychomotrices, neurovégétatives ;
- une action sur les centres sous-corticaux.

Indications

➡ Les états psychotiques chroniques ou aigus.
➡ Les névroses dans leurs formes graves.
➡ Les sevrages toxicomaniaques.

Contre-indications

La maladie de Parkinson, la sclérose en plaques représentent des contre-indications à tout traitement neuroleptique.
En cas de grossesse, seul le Largactil® peut être prescrit.

Exemples de neuroleptiques

Largactil®, Haldol®, Nozinan®, Dogmatil®, Neuleptil®, Melleril®.

Effets secondaires

➡ Une photosensibilité : risque de brûlures au soleil.

- Une constipation.
- Une somnolence.
- Une rétention urinaire.
- Une sécheresse de la bouche.
- Un développement de la poitrine chez l'homme.
- Une prise de poids.
- Une hypotension orthostatique.
- Des vomissements et des nausées.
- Des troubles sexuels (impuissance, aménorrhée, galactorrhée).
- Un syndrome malin (exceptionnel et fatal).
- Un syndrome extrapyramidal (mâchonnement, balancement du tronc, mouvements involontaires, impatience des membres inférieurs, contractures, crampes, irrégularités respiratoires, crises oculogyres).

Prise en charge infirmière

Surveillance et observation

Prise régulière du pouls, de la pression artérielle, de la température, de la fréquence respiratoire et repérage de l'apparition des effets secondaires.

Soins éducatifs

L'infirmier informe le patient et sa famille des contraintes du traitement qui sera à vie et dont les effets secondaires seront nombreux. Il invite le patient à poursuivre son traitement malgré la gêne procurée par les effets secondaires en lui expliquant les bénéfices du traitement. Il l'informe sur ses effets secondaires, notamment sur les difficultés sexuelles qu'il peut rencontrer, les risques d'accident liés à la somnolence lors de la conduite automobile, les incompatibilités existant entre le traitement et la prise d'alcool, la nécessité de se protéger du soleil pour éviter les problèmes de peau liés à la photosensibilisation. L'infirmier conseille au patient une bonne hygiène de vie alimentaire et physique en l'invitant à consommer des aliments riches en fibres et en lui proposant des activités physiques pour lutter contre la constipation.

27 les antidépresseurs

Découverts en 1957, les antidépresseurs représentent un progrès dans les traitements médicamenteux psychiatriques. Ils ont pour action la normalisation de l'humeur dépressive. Les antidépresseurs se classent en trois groupes chimiques :

- les IMAO (inhibiteurs de la mono-amine-oxydase) dont les risques sont nombreux ;
- les antidépresseurs tricycliques dont les risques sont mineurs, mais qui posent un problème d'intolérance ;
- les antidépresseurs non IMAO et non tricycliques. Ils sont généralement bien tolérés et comportent peu de risques.

Les antidépresseurs peuvent être également classés d'un pôle sédatif à un pôle psychotonique (*Fig. 1*).

Indications

Les indications principales des antidépresseurs sont :

- les états dépressifs ;
- les névroses ;
- les énurésies de l'enfance.

Toutefois, on emploie également des antidépresseurs dans le traitement de la schizophrénie, des syndromes paranoïaques, de certains troubles alimentaires…

Contre-indications

Elles sont d'origine alimentaire en cas de traitement par les IMAO (bière, vin, fromages fermentés, viandes faisandées) et également médicamenteuses (association avec d'autres types de médicaments antidépresseurs).

Exemples d'antidépresseurs

- IMAO : Niamide®, Humoryl®.
- Tricycliques : Laroxyl®, Anafranil®, Tofranil®, Surmontil®.
- Sérotoninergiques : Prozac®, Floxyfral®.

Psychotonique

↑

Antidépresseurs psychotoniques	IMAO (Marsilid®, Humoryl®) Kinupril® Vivalan® Survector® Pertofran®
Antidépresseurs mixtes	Prozac® Tofranil® Stablon® Anafranil® Prothiaden® Floxyfral®
Antidépresseurs sédatifs	Ludiomil® Quitaxon®, Sinéquan® Laroxyl®, Élavil® Athymil® Surmontil® Clédial®

↓

Sédatif

Figure 1 : *Rôle sédatif ou psychotonique des antidépresseurs.*

Effets secondaires

Selon les groupes chimiques, les effets secondaires varient.

➡ Pour les IMAO :

- nausées ;
- vertiges ;

- céphalées ;
- constipation.

➡ Pour les tricycliques :

- tachycardie ;
- constipation ;
- agitation, insomnie ;
- somnolence ;
- sécheresse de la bouche ;
- hypotension orthostatique ;
- levée des inhibitions.

➡ Pour les non tricycliques - non IMAO : ils ont l'avantage d'entraîner très peu d'effets secondaires, hormis quelques nausées au début du traitement (Prozac®).

Prise en charge infirmière

Surveillance et observation

Prise des constantes (pouls, tension artérielle), surveillance de la diurèse, observation du sommeil, identification des effets secondaires, observation de la disparition des signes cliniques.

Soins éducatifs

L'infirmier informe le patient et sa famille des effets secondaires du traitement. Il incite le patient à poursuivre son traitement. Il communique au patient les contre-indications alimentaires en cas de traitement par IMAO.

Bien que connue, l'efficacité thérapeutique du lithium n'a fait l'objet de publication qu'en 1949. Son utilisation comportant des risques d'intoxication, ce médicament fut d'abord abandonné. En 1970, le lithium fut utilisé et identifié comme le premier thymorégulateur. Son action est préventive, il évite les rechutes des troubles de l'humeur. Deux familles de produits existent en France :

- le carbonate de lithium ;
- le gluconate de lithium.

Indications

Psychoses maniaco-dépressives.

Contre-indications

➡ Les grossesses, l'allaitement.
➡ Les insuffisances rénales.
➡ Les insuffisances hépatiques.
➡ Les régimes désodés sévères.
➡ La prise de diurétiques.
➡ Les traitements par neuroleptiques et par IMAO.

Exemples de thymorégulateurs

➡ Carbonate de lithium : le Téralithe®, présenté sous forme de comprimés, est le plus utilisé.
➡ Gluconate de lithium : Neurolithium®, présenté en ampoules buvables.

Effets secondaires

Ils touchent différentes fonctions :

- troubles cutanés (psoriasis, acné) ;
- prise de poids ;
- troubles du rythme cardiaque, hypotension ;

- troubles urinaires, polyurie ;
- troubles digestifs (vomissements, nausées) ;
- troubles sexuels.

Prise en charge infirmière

Surveillance du traitement

L'infirmier administre le traitement en respectant strictement le calendrier des dosages. Il observe et transmet les effets du traitement. Il effectue les prélèvements sanguins nécessaires au contrôle du traitement (glycémie, ionogramme sanguin).

Soins éducatifs

L'infirmier informe le patient et sa famille sur le traitement en leur faisant prendre conscience de la nécessité de sa prise quotidienne, de la contrainte et de l'intérêt du traitement à vie, de l'importance des contrôles de lithiémie pour la poursuite du traitement. Il apprend à la famille à identifier les signes d'un éventuel surdosage du traitement (troubles de la vigilance, coma-vigile, vertiges, tremblements) qui nécessitent une intervention médicale urgente.

les tranquillisants ou anxiolytiques

Pendant longtemps, le bromure et le clozal étaient utilisés en raison de leurs effets tranquillisants. C'est dans les années 50 (pour les carbamates) et 60 (pour les benzodiazépines) que sont apparues les deux premières familles de tranquillisants. De nos jours, les tranquillisants constituent un groupe chimique large et diversifié du fait de leurs origines et propriétés diverses. Ils ne présentent pas d'effet hypnotique ; ils ont une action sédative sur l'angoisse. Trois classes chimiques sont aujourd'hui répertoriées :

- les carbamates, chefs de file des tranquillisants ;
- les benzodiazépines, les plus utilisés actuellement ;
- les pipérazines, tranquillisants mineurs.

Indications thérapeutiques

➡ Les manifestations anxieuses, les tensions émotionnelles des états névrotiques, les désintoxications alcooliques, les état somatiques avec anxiété.

➡ Les prémédications opératoires.

➡ Les troubles du sommeil.

Contre-indications

➡ Chez les personnes âgées atteintes d'insuffisance hépatique ou rénale.

➡ Grossesse, allaitement.

Exemples de tranquillisants

➡ Carbamates : Équanil®, Atrium®.

➡ Benzodiazépines : Valium®, Tranxène®, Témesta®, Séresta®, Lexomil®, Librium®.

Effets secondaires

Ils sont peu fréquents dans leur ensemble : somnolence, asthénie, dépendance, perte de la mémoire.

Prise en charge infirmière

Le rôle de l'infirmier se situe essentiellement au niveau de l'éducation du patient. Il informe le patient sur la nécessité de ne pas consommer d'alcool durant la prise du traitement et l'invite à la prudence en cas de conduite de véhicules, compte tenu des risques de somnolence.

Les hypnotiques ne permettent pas aux patients d'obtenir un sommeil physiologique, mais ils diminuent l'importance des insomnies. On les regroupe en deux familles :

- les barbituriques, qui constituent un groupe de produits divisé en trois sous-groupes :
  - les barbituriques à action brève favorisant rapidement le sommeil (15 min environ) avec une durée d'action courte, de 3 à 4 heures environ ;
  - les barbituriques à action intermédiaire, l'endormissement intervenant après 30 min pour une durée de sommeil de 8 heures généralement ;
  - les barbituriques longs aujourd'hui peu utilisés ;
- les non-barbituriques, utilisés dans les formes simples d'insomnie.

Indications

Ils sont utilisés dans les troubles du sommeil, les insomnies et, pour certains, en pré-anesthésie.

Contre-indications

Ce sont essentiellement la grossesse et les troubles respiratoires.

Exemples d'hypnotiques

- Barbituriques : Gardénal®, Binoctal®…
- Non-barbituriques : Mogadon®, Noctran®, Rohypnol®…

Effets secondaires

Dépendance, somnolence.

Prise en charge infirmière

L'infirmier conseille au patient une bonne hygiène de vie sur les plans physique et alimentaire :

- pratiquer une activité physique ;
- éviter les lieux stressants ;
- supprimer tous les excitants : tabac, alcool, café, etc. ;
- respecter un équilibre alimentaire (repas léger le soir) ;
- coucher dans une chambre calme avec une literie confortable.

L'infirmier informe le patient des effets indésirables du traitement et le met en garde contre les risques de somnolence en voiture.

Pour l'ensemble de ces traitements médicamenteux, l'infirmier se doit d'en connaître les indications, les contre-indications et les effets secondaires. Il administre les traitements prescrits par voie parentérale (intraveineuse, intramusculaire). Il observe et surveille la prise des traitements par voie buccale (gouttes, comprimés, ampoules buvables). Il informe le patient de l'intérêt du traitement et l'éduque dans la gestion des effets secondaires.

Il note et transmet au médecin tous les effets du traitement : améliorations, modifications, effets secondaires, etc.

Notes

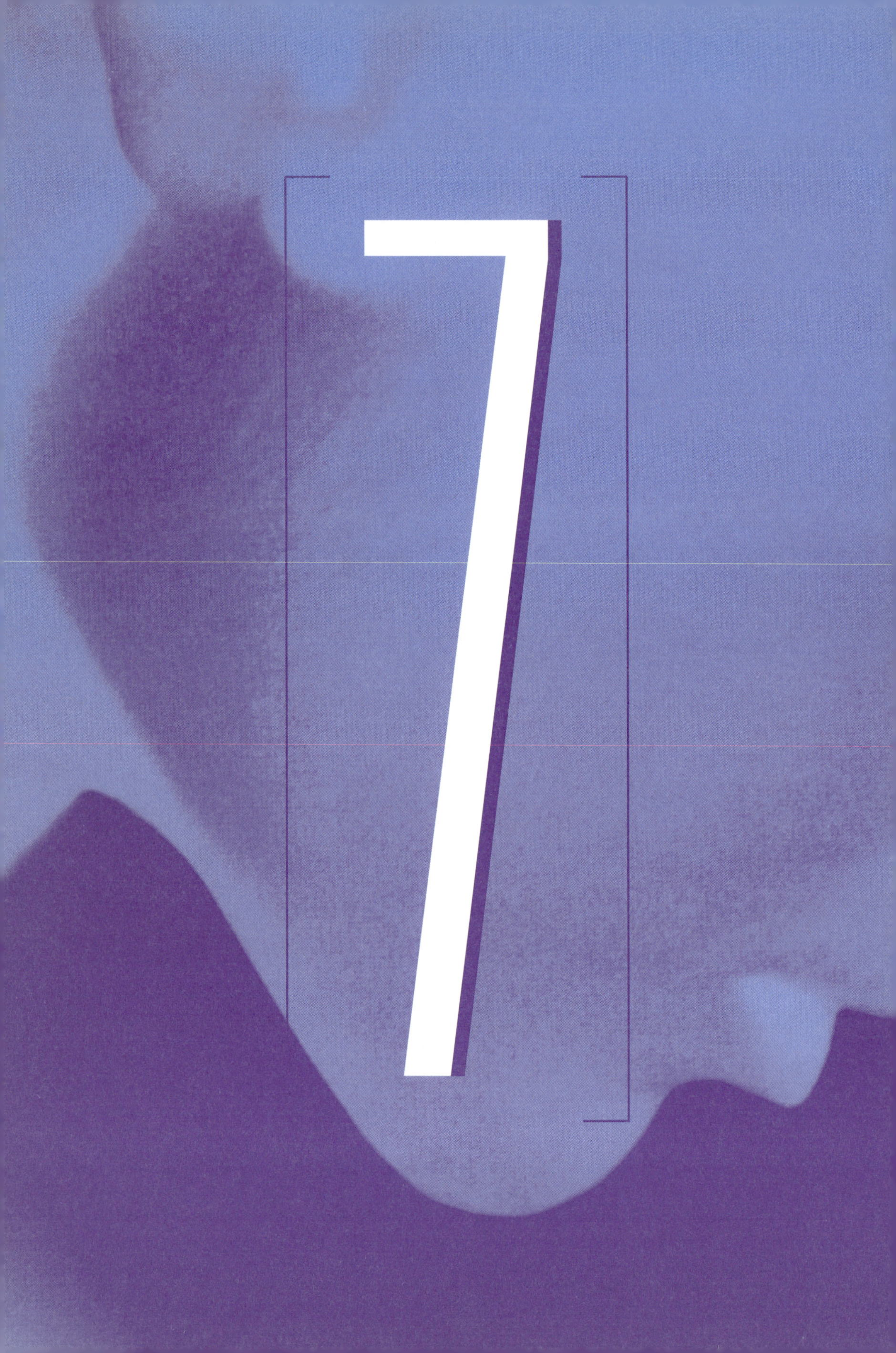
7

législation

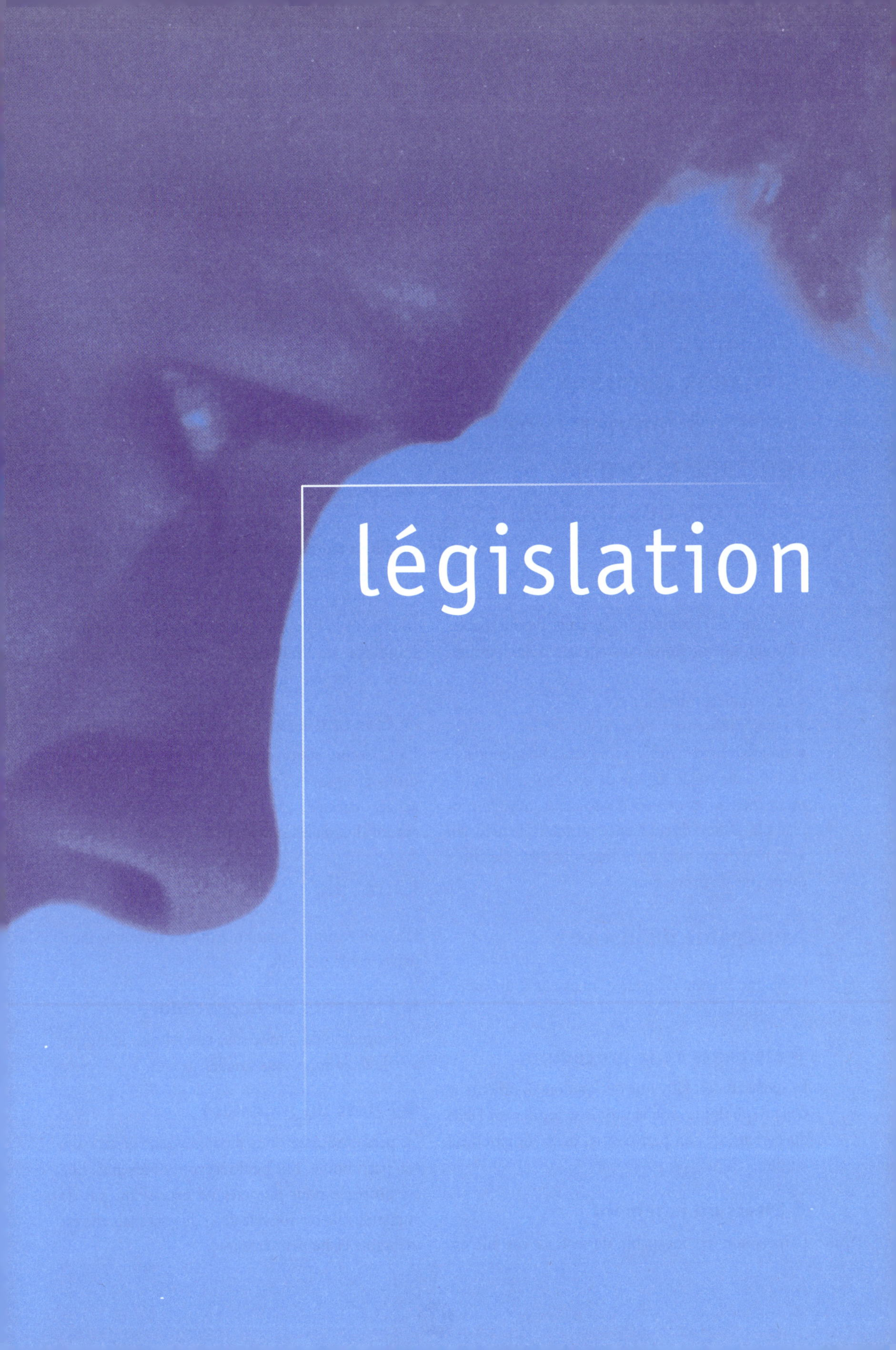

31 textes relatifs à la prise en charge des malades mentaux

Protection des biens et capacité civile des malades mentaux : loi du 3 janvier 1968 portant réforme du droit des incapables majeurs

Elle porte sur la protection des biens des incapables majeurs. Elle intéresse les majeurs émancipés présentant :

- un handicap physique ;
- un affaiblissement lié à l'âge ;
- un affaiblissement lié à une maladie mentale.

La loi ne lie pas le régime de protection au traitement médical et permet d'associer le malade protégé à la gestion de ses biens ; toutefois, le médecin a un rôle primordial car il intervient dans le choix du régime de protection.

Sauvegarde de justice

C'est une mesure d'urgence, mais elle a un caractère temporaire.

Éléments de la procédure

Le médecin doit faire une déclaration au procureur de la République. Son avis doit se fonder sur l'état du patient, de son patrimoine, de sa situation de famille.

Effets du jugement

La personne est incapable de se léser car elle est protégée par action en nullité (ou en rescision : annulation des actes de la personne protégée s'ils sont reconnus avoir été préjudiciables à son encontre).

Tutelle

C'est une mesure durable et complète.

Éléments de la procédure

C'est la protection maximale. La personne sous tutelle est représentée de façon permanente dans les actes de la vie civile.
Un certificat médical est établi par un spécialiste inscrit sur la liste du procureur de la République.
L'audition de l'intéressé est faite par le juge des tutelles avec avis du médecin traitant.

Effets du jugement

La personne concernée perd sa capacité civile, ses droits civiques et politiques. Tous ses actes (vente, achat, mariage, etc.) doivent faire l'objet d'un accord du conseil de famille.

Curatelle

C'est un régime d'assistance qui entraîne une incapacité civile partielle.

Éléments de la procédure

La procédure de la mise sous curatelle est identique à celle de la mise sous tutelle.

Effets du jugement

La personne mise sous curatelle peut gérer seule son patrimoine. Elle peut recevoir ses revenus. Elle est protégée pour les actes ne nécessitant pas de curateur. Elle conserve le droit de vote mais elle est inéligible et ne peut être juré.

Responsabilité du malade mental

Le malade mental est civilement responsable des actes qu'il réalise à l'âge de sa majorité (Art. 489-2 du code civil). Toutefois, l'article 122-1 du nouveau Code pénal précise : « N'est pas pénalement responsable la personne qui était atteinte, au moment des faits, d'un trouble psychiatrique ou neurologique ayant aboli son discernement ou le contrôle de ses actes... ».

Sectorisation psychiatrique : loi du 25 juillet 1985 et loi du 31 décembre 1985

Introduction

Mise en place dans les années 60, la sectorisation psychiatrique a fait l'objet d'une loi, la loi du 25 juillet 1985.

Missions et moyens

Les missions sont nombreuses. Elles couvrent la prévention, le dépistage, le traitement en intra et extra-hospitaliers, la surveillance des troubles mentaux et la réinsertion des malades.

Le secteur dispose d'équipements complets (CMP, centre de crise, appartements thérapeutiques, etc.) et d'équipes pluriprofessionnelles composées de médecins, de psychologues, d'infirmiers et d'assistants sociaux.

Sectorisation psychiatrique

Le principe fondateur du secteur de psychiatrie, promulgué en France il y a environ 40 ans (par la circulaire du 15 mars 1960), est le refus de la ségrégation du malade mental.

La psychiatrie de secteur se définit par la mise à disposition d'un service public de protection en santé mentale à une communauté géo-démographique.

Depuis le décret du 14 mars 1986 relatif à la lutte contre les maladies mentales, le territoire national est découpé en aires géographiques d'environ 100 000 habitants pour les adultes (secteurs de psychiatrie générale) et de 200 000 à 300 000 habitants pour les enfants (secteurs de psychiatrie infanto-juvénile).

Il existe également des secteurs de psychiatrie en milieu pénitentiaire qui répondent aux besoins de la population incarcérée dans les établissements d'une région pénitentiaire.

Modalités de mise en place

La circulaire du 15 mars 1960, relative au programme d'organisation et d'équipement des départements en matière de lutte contre les maladies mentales, précise que l'objectif de la sectorisation est de créer un dispositif adapté et efficace permettant de traiter le sujet à un stade précoce, de séparer le moins possible le malade de sa famille et de son milieu, d'assurer une postcure évitant les hospitalisations multiples.

Les moyens mis en œuvre sont une hospitalisation ne représentant qu'un temps dans la prise en charge, des structures extrahospitalières telles que les dispensaires d'hygiène mentale, les foyers et les ateliers protégés – une même équipe assurant le travail entre les structures intra et extrahospitalières.

Les lois du 25 juillet 1985 et du 31 décembre 1985 donnent un statut juridique au secteur psychiatrique en le définissant dans sa double dimension intra et extrahospitalière.

Principes de base de la sectorisation

Continuité des soins

Elle est confiée à une même équipe médico-sociale, pluridisciplinaire :

- médecins (PH temps plein et temps partiel, assistants, vacataires, internes) ;
- psychologues ;
- assistants de service social ;
- infirmiers ;
- autres professions paramédicales (psychomotriciens, orthophonistes, etc.).

L'équipe est capable de fournir des prestations au niveau de la prévention et des soins. Elle doit établir un dialogue avec des interlocuteurs médicaux (généralistes, autres psychiatres publics ou libéraux, autres spécialistes), ainsi qu'avec des interlocuteurs non médicaux (services sociaux, collectivités, maisons de retraite, circuits d'aide et d'assistance, associations de familles, etc.).

Plateau technique différencié

Selon les divers moments de la maladie sont offerts différents lieux thérapeutiques. L'hospitalisation à temps plein ne représente qu'un temps de la prise en charge.

➡ Les centres médico-psychologiques (CMP)

Il s'agit d'« unités de coordination et d'accueil en milieu ouvert, organisant des actions de prévention, de diagnostic, de soins ambulatoires et d'interventions à domicile ». Les CMP peuvent avoir des antennes auprès de toute institution ou établissement nécessitant leurs prestations psychiatriques ou de soutien psychologique.

C'est à partir du CMP que les activités extrahospitalières vont se mettre en place pour éviter l'hospitalisation du patient, ou la réduire, pour favoriser la réinsertion.

Le travail infirmier : l'infirmier y assure la permanence, l'accueil des personnes (patients, familles). Il participe à des thérapies individuelles ou de groupe, anime des activités sociothérapeutiques. Il assure également des soins ambulatoires, des visites à domicile. Il travaille en collaboration avec l'équipe pluridisciplinaire.

➡ Les hôpitaux de jour

Ils assurent des soins polyvalents dans la journée, parfois à temps partiel afin d'améliorer l'insertion des personnes dans leur milieu familial, scolaire ou professionnel.

Le travail infirmier : l'infirmier de l'hôpital de jour accompagne le patient dans des démarches d'insertion ; il anime des activités psycho-socio-éducatives et veille à la prise des traitements médicamenteux.

➡ Les ateliers thérapeutiques

Ils ont pour but la réadaptation à l'exercice d'une activité professionnelle ou sociale.

Le travail infirmier : l'infirmier anime des activités éducatives, sociothérapeutiques. Il accompagne les patients dans les démarches de réinsertion.

➡ Les centres d'accueil thérapeutique à temps partiel (CATTP)

Ils visent à maintenir et à favoriser une existence autonome.

Le travail infirmier : l'infirmier y est le garant des activités de soins prescrits et du contrat thérapeutique avec le patient.

➡ Les services d'hospitalisation à domicile (HAD)

Ils organisent les soins et, s'il y a lieu, les prestations d'entretien, ainsi que des actions de prévention et d'éducation auprès de l'entourage.

Le travail infirmier : l'infirmier administre les traitements médicaux et assure le soutien psychothérapeutique du patient à travers les tâches de la vie quotidienne. Il a un rôle éducatif auprès de l'entourage, familial, social ou scolaire.

➡ Les centres d'accueil permanent et de crise

Ouverts 24 heures sur 24 et habilités à répondre à l'urgence psychiatrique, ils disposent d'une permanence téléphonique reliée aux organismes d'aide médicale urgente. Ils organisent l'accueil, l'orientation ou les soins ambulatoires et à domicile ; ils peuvent comporter des lits pour les prises en charge inférieures à 48 heures.

Le travail infirmier : l'infirmier y assure l'accueil des patients. Il identifie la crise et vise à dédramatiser la situation. En collaboration avec le médecin, il met en œuvre les soins d'urgence et prépare le patient à une nouvelle orientation de prise en charge.

➡ Les hôpitaux de nuit

Ils organisent la prise en charge thérapeutique de fin de journée et une surveillance médicale de nuit, dans le but de consolider le processus de réinsertion.

Le travail infirmier : l'infirmier y assure une écoute attentive à l'arrivée du patient et il le réassure. Il veille à ses besoins de sommeil et répond aux problèmes d'angoisse exprimés ou latents du sujet. Il éduque le patient au niveau de l'hygiène de vie.

➡ Les centres de crise

Ce sont des centres d'accueil permanents qui disposent de quelques lits pour des prises en charge intensives et brèves dans des cas d'urgence et de détresse aigus.

Le travail infirmier : l'infirmier y administre les traitements médicaux, il met en place une relation thérapeutique visant à enrayer la crise. Il maintient les liens avec l'entourage.

➡ Les appartements thérapeutiques

Ce sont des structures intermédiaires entre l'hospitalisation et la vie autonome. Ils visent la réinsertion sociale.

Le travail infirmier : l'infirmier est là pour favoriser le maintien des liens avec l'extérieur, il aide le patient à gérer ses activités quotidiennes dans son habitat ; il l'accompagne lors des démarches administratives. Il travaille avec le patient pour favoriser l'intégration du sujet dans l'environnement voisin, associations, familles.

➡ Les foyers de postcure

Ce sont des unités de moyen séjour permettant, après la phase aiguë de la maladie, la poursuite des soins et la réadaptation « en vue du retour à une existence autonome ».

Le travail infirmier : l'infirmier y développe essentiellement des liens avec le projet thérapeutique. Il met en œuvre un soutien psychologique pour permettre l'accompagnement du patient dans sa réinsertion professionnelle et sociale.

➡ Les placements familiaux thérapeutiques

Ils concernent des malades placés dans des familles d'accueil, lorsque le maintien ou le retour au domicile, ou dans leur propre famille, ne paraît pas souhaitable ou possible.

Le travail infirmier : l'infirmier intervient là encore à plusieurs niveaux. Il participe à la sélection des familles d'accueil, il prépare l'accueil (patient et entourage), suit l'évolution, soutient la famille et joue un rôle de médiateur entre les différentes institutions.

Hospitalisation des malades mentaux : loi du 27 juin 1990

La loi du 27 juin 1990, relative aux droits et à la protection des personnes hospitalisées en raison de troubles mentaux et à leurs conditions d'hospitalisation, définit trois modes d'hospitalisation en milieu psychiatrique :

- l'hospitalisation libre ;
- l'hospitalisation à la demande d'un tiers (HDT) ;
- l'hospitalisation d'office (HO).

Elle détermine les modes d'hospitalisation **sans consentement**. Elle remplace la loi du 30 juin 1838.

L'hospitalisation en service libre est rappelée dans la loi de 1990. Toutefois, comme précédemment, en cas de demande de « sortie contre avis médical », et si l'hospitalisation doit être impérativement prolongée, il peut et doit être fait appel aux modalités de la loi du 27 juin 1990.

L'hospitalisation en service libre représente 75 % des hospitalisations en secteur psychiatrique, l'hospitalisation sur demande d'un tiers environ 22 %

d'entre elles et l'hospitalisation d'office environ 3,5 % d'entre elles.

Hospitalisation sur demande d'un tiers (HDT)

Conditions de mise en place

Une personne atteinte de troubles mentaux ne peut être hospitalisée à la demande d'un tiers, c'est-à-dire sans son propre consentement, que si ses troubles rendent ce dernier impossible, et si son état impose des soins immédiats assortis d'une surveillance constante en milieu hospitalier.

Constitution du dossier

Le dossier doit comporter **la demande d'admission** par un membre de la famille du malade ou une personne susceptible d'agir dans l'intérêt de celui-ci, à l'exclusion des personnels soignants dès lors qu'ils exercent dans l'établissement d'accueil. Cette demande doit être manuscrite, signée par la personne qui demande l'hospitalisation. Il faut impérativement y trouver mentionnés les noms, prénoms, professions, âges et domiciles tant de la personne qui demande l'hospitalisation que celle dont l'hospitalisation est demandée. L'indication du degré de parenté ou de la nature des relations qui existent entre eux doit apparaître sur la demande.

Deux certificats médicaux datant de moins de quinze jours sont exigés : le premier établi par un médecin n'exerçant pas dans l'établissement accueillant le malade, et le second confirmant le premier, établi par un médecin qui peut exercer dans l'établissement d'accueil.

Les deux médecins ne peuvent être parents ou alliés au quatrième degré inclus, ni directeurs des établissements mentionnés.

Les deux certificats doivent être datés, commencer par le nom et l'adresse du médecin certificateur et indiquer le nom, la date de naissance et l'adresse de la personne à hospitaliser.

Les deux certificats doivent constater l'état mental de la personne à soigner, indiquer les particularités de sa maladie et la nécessité de la faire hospitaliser sans son consentement.

En pratique, les troubles doivent être résumés de façon claire et simple, car le texte doit pouvoir être compris par des personnes n'ayant aucun savoir psychiatrique particulier ; le plus simple est de décrire les comportements.

Les certificats doivent se terminer par la formule « cet état nécessite des soins et une hospitalisation sur demande d'un tiers [...] selon l'article L 333 du code de Santé publique ».

Les certificats doivent être signés.

Avant l'admission, **il est nécessaire de s'assurer de l'identité** de la personne pour laquelle l'hospitalisation est demandée et de celle de la personne qui demande l'hospitalisation.

En cas d'urgence, la demande d'admission citée précédemment demeure nécessaire. Mais un certificat médical unique peut être établi par un médecin de l'établissement d'accueil. Ce certificat doit nettement faire apparaître qu'il y a « péril imminent pour la santé du malade ».

Gestion de l'hospitalisation

➡ **Information du malade :** le malade doit être informé de son admission et par la suite, à sa demande, de sa situation juridique et de ses droits. Il est précisé que « les restrictions à l'exercice de ses libertés individuelles doivent être limitées par son état de santé et la mise en œuvre de son traitement ».

➡ **Certificats médicaux légaux requis :** rédigés par un psychiatre de l'établissement d'accueil, ils font l'objet d'une retranscription au registre de la loi et de leur transmission par le directeur aux autorités administratives ou judiciaires. Il s'agit du certificat immédiat, du certificat de quinzaine (délivré entre le 12e et le 15e jour), et des certificats mensuels délivrés dans les trois derniers jours du mois.

Le certificat de quinzaine confirme le maintien de l'HDT pour un mois à compter du jour de l'ad-

mission, et les certificats mensuels prorogent l'HDT chaque fois et pour un mois.
À défaut de certificat fourni dans les délais requis, l'hospitalisation sur demande d'un tiers devient caduque.

➡ **Sorties d'essai**

La sortie d'essai comporte une surveillance médicale. Sa durée ne peut dépasser trois mois. Elle est renouvelable. Le suivi est assuré par le secteur psychiatrique compétent. La sortie d'essai, son renouvellement éventuel ou sa cessation sont décidés par un psychiatre de l'établissement d'accueil. Le tiers ayant fait la demande d'admission doit en être informé.

➡ **Cessation de l'hospitalisation**

L'HDT cesse :

- sur demande médicale avec certificat médical circonstancié d'un psychiatre de l'établissement ;
- par caducité si le certificat de quinzaine ou un certificat mensuel n'a pas été établi dans les délais ;
- sur demande de levée de l'hospitalisation requise par le curateur s'il existe, le conjoint ou le concubin, les ascendants s'il n'y a pas de conjoint, les descendants en l'absence d'ascendant, la personne qui a signé la demande d'admission, toute personne autorisée à cette fin par le conseil de famille, la commission départementale des hospitalisations psychiatriques mentionnée à l'article L 332-3 ; si le médecin de l'établissement est d'avis que l'état du malade pourrait compromettre l'ordre public ou la sûreté des personnes, il en est donné connaissance aussitôt au préfet qui peut ordonner un sursis provisoire (valable 15 jours) et le cas échéant une hospitalisation d'office ;
- par décision administrative ou judiciaire.

Hospitalisation d'office (HO)

Constitution du dossier

Il comporte un arrêté préfectoral motivé énonçant avec précision les circonstances qui ont rendue l'hospitalisation nécessaire. Cet arrêté est pris au vu d'un certificat médical émanant d'un psychiatre étranger à l'établissement et faisant apparaître que l'état du malade compromet l'ordre public et la sûreté des personnes. Sa rédaction répond aux mêmes impératifs que ceux des certificats HDT. La formule finale doit être rédigée ainsi : « les constatations médicales ci-dessus font apparaître que cette personne est dans un état d'aliénation mentale qui compromet l'ordre public, la sûreté des personnes ainsi que sa propre sécurité et qui nécessite une hospitalisation d'office dans un établissement régi par les articles L-342 et suivants du code de la Santé publique ».

Cas d'urgence

C'est une mesure provisoire prise par le maire et, à Paris, par les commissaires de police, dans les cas de « danger imminent pour la sûreté des personnes », attestée par un avis médical ou, à défaut, « par la notoriété publique ».
Il doit en être référé dans les 24 heures au préfet, qui statue sans délai et prononce, s'il y a lieu, un arrêté d'hospitalisation d'office.
Faute de décision préfectorale, cette mesure devient caduque au terme d'une durée de 48 heures.

Gestion de l'hospitalisation

➡ **Information du malade :** la procédure est identique à celle de l'hospitalisation à la demande d'un tiers.

➡ **Certificats médicaux légaux :** la procédure est identique à celle de l'hospitalisation à la demande d'un tiers.

➡ **Sorties d'essai :** même principe que pour l'hospitalisation à la demande d'un tiers mais la sortie d'essai, son renouvellement éventuel ou sa cessation sont décidés par le préfet sur proposition écrite et motivée d'un psychiatre de l'établissement d'accueil.

➡ **Cessation de l'hospitalisation**

Elle intervient :

- par arrêté préfectoral d'abrogation, à tout moment et sur demande médicale ;

- par caducité à l'issue des premier, quatrième et dixième mois d'hospitalisation, puis et/ou tous les six mois ;
- par décision judiciaire ;
- par décision de la commission départementale mentionnée à l'article L 332.3.

Hospitalisation libre (HL)

Les modalités sont identiques à celles d'une hospitalisation en hôpital général. Le médecin peut, selon l'état du patient, transformer l'hospitalisation libre en hospitalisation d'office ou à la demande d'un tiers.

La **circulaire du 19 juillet 1993** porte sur le rappel des principes relatifs à l'accueil et aux modalités de séjours des malades hospitalisés pour troubles mentaux. Elle rappelle le principe selon lequel l'hospitalisation libre des malades atteints de troubles mentaux doit être de règle, et l'hospitalisation sans consentement l'exception. Elle redéfinit les droits des patients hospitalisés quelle qu'en soit la cause, entre autres la liberté d'aller et de venir à l'intérieur de l'établissement (en aucun cas les malades ne peuvent être installés dans des services fermés à clés).

Loi de 1873

Lutte contre l'ivresse manifeste.

Loi de 1954

Autorise la recherche du taux d'alcoolémie dans le sang en cas d'accident.

Ordonnance du 15 décembre 1959

Permet de sanctionner la conduite en état d'ivresse manifeste et/ou sous l'emprise d'un état alcoolique.

Loi du 18 mai 1965

Autorise le dépistage par alcootest chez les conducteurs en infraction.

Loi de 1970

Fixe les taux d'alcoolémie : 0,80 g/L (contravention), et 1,20 g/L (délit).
Création de centres de soins spécialisés, centres d'hygiène alimentaire et alcoologique (CHAA).

Loi du 1er juillet 1978

S'attache à la prévention, aux opérations de dépistage.

Année 1983

La prime des assurances est majorée jusqu'à 150 % pour les responsables d'un accident où l'alcool est en cause. Le nouveau taux d'alcoolémie correspondant au délit passe de 1,20 à 0,80 g/L.

Année 1986

Le retrait de permis de conduire de toute personne en état d'ivresse est possible.

Année 1987

Possibilité de confiscation du véhicule et renforcement des peines pour les conducteurs en état d'ivresse.

Loi du 30 juillet 1988 ou « Loi Évin »

Interdiction de toute publicité en faveur des boissons alcoolisées.

Année 1989

Instauration du permis de conduire à points et restrictions pour obtenir un nouveau permis en cas de récidives liées à l'alcool.

Décret de juillet 1994

Le seuil d'alcoolémie est abaissé à 0,70 g/L et les peines (amendes, prison) pour conduite avec un taux d'alcoolémie supérieur à 0,80 g/L sont renforcées.

Septembre 1995

Le seuil d'alcoolémie est abaissé à 0,50 g/L.

Loi du 15 avril 1954 sur les alcooliques dangereux

Elle prévoit un certain nombre de dispositions permettant à la personne alcoolique de se soigner. Depuis la loi de 1970, tout conducteur automobile ayant un taux d'alcoolémie supérieur au taux légal (1,20 g/L) est considéré comme dangereux pour autrui et doit être signalé à l'autorité sanitaire représentée par le médecin inspecteur de la Direction départementale des affaires sanitaires et sociales.

Le médecin ordonne alors :

- un examen médical qui est pratiqué par un expert désigné par le directeur départemental de la Santé. Le sujet est dans l'obligation de subir cet examen sous réserve, en cas de refus, d'une amende ou d'une incarcération ;
- une enquête sociale.

À l'issue de cet examen, le sujet sera tenu de suivre un traitement en milieu spécialisé, ou bien il comparaîtra devant un tribunal qui pourra exiger un placement dans un centre spécialisé.

Loi du 31 décembre 1970

Cette loi est relative à la lutte contre la toxicomanie, à la répression du trafic de produits stupéfiants et à l'usage de produits illicites de substances vénéneuses. Elle traite différents aspects.

Usage de produits stupéfiants

La loi punit l'usage de la drogue d'une peine de prison d'une durée de 2 mois à 1 an, et d'une amende de 500 à 5 000 francs.

Le procureur de la République peut poursuivre le toxicomane, et lui ordonner de se faire désintoxiquer.

En général, le toxicomane préfère subir une cure de désintoxication. Le procureur informe les autorités sanitaires, la Direction départementale des affaires sanitaires et sociales (DDASS).

Une procédure est alors mise en place par la DDASS qui demande :

- une enquête sociale ;
- un examen médical.

L'examen peut mettre en évidence deux situations :

- le sujet ne nécessite pas une cure de désintoxication, mais il doit rester sous surveillance médicale effectuée par un médecin ou dans un centre de soins agréés ;
- le sujet est reconnu comme toxicomane et doit subir une cure de désintoxication. Il doit alors transmettre à la DDASS un certificat médical mentionnant le nom de l'établissement de soins, le nom du médecin et la durée de la prise en charge.

Dans les deux cas, les autorités judiciaires doivent être informées.

Le toxicomane peut par ailleurs être lui-même demandeur de soins. La loi lui permet d'être soigné gratuitement et de façon anonyme.

Trafic de drogue

Toute production, détention, commerce de drogue est puni par la loi. Les peines de prison vont de 2 à 5 ans et les amendes de 5 000 à 50 000 francs.

La loi prévoit la fermeture des établissements où le trafic est identifié et l'expulsion des personnes étrangères faisant commerce de la drogue. Les professionnels de santé qui dérogeraient à la loi peuvent également faire l'objet de sanctions.

Traitements de substitution : circulaire du 31 mars 1991

Cette circulaire prévoit les traitements de substitution pour les sujets héroïnomanes.

Deux types de produits sont utilisés :

- le Subutex®, prescrit par le médecin de ville. L'ordonnance doit comporter le nom du pharmacien, la posologie, le mode d'administration et la durée du traitement ;
- la méthadone, prescrite obligatoirement par un médecin exerçant dans un centre de soins.

L'objectif de ces traitements de substitution est la réduction des risques pour la santé du patient.

Mise en page : Axel Micro

Achevé d'imprimer le 25 janvier 1999
par l'Imprimerie Floch à Mayenne
Dépôt légal : janvier 1999
Édition n° 1

N° d'imprimeur : 45078